国家出版基金项目
NATIONAL PUBLICATION FOUNDATION

郭霭春全集（卷十一）

总主编 张伯礼 郭洪耀 郭洪图

中国医史年表
残吟剩草
〔附〕郭霭春年谱

郭霭春 编著

全国百佳图书出版单位
中国中医药出版社
·北京·

图书在版编目（CIP）数据

中国医史年表；残吟剩草：附：郭霭春年谱 / 郭
霭春编著 . —北京：中国中医药出版社，2021.2

（郭霭春全集；卷十一）

ISBN 978-7-5132-6109-8

Ⅰ . ①中… Ⅱ . ①郭… Ⅲ . ①中国医药学—医学史—
历史年表 ②医论—中国—现代—文集 Ⅳ . ① R-092
② R2-53

中国版本图书馆 CIP 数据核字（2020）第 020400 号

中国中医药出版社出版

北京经济技术开发区科创十三街 31 号院二区 8 号楼

邮政编码 100176

传真 010-64405721

山东临沂新华印刷物流集团有限责任公司印刷

各地新华书店经销

开本 710×1000 1/16 印张 18.75 彩插 0.5 字数 273 千字

2021 年 2 月第 1 版 2021 年 2 月第 1 次印刷

书号 ISBN 978 - 7 - 5132 - 6109 - 8

定价 128.00 元

网址 www.cptcm.com

社 长 热 线 010-64405720
购 书 热 线 010-89535836
微 权 打 假 010-64405753

微信服务号 zgzyycbs
微商城网址 https://kdt.im/LIdUGr
官 方 微 博 http://e.weibo.com/cptcm
天猫旗舰店网址 https://zgzyycbs.tmall.com

如有印装质量问题请与本社出版部联系（010-64405510）

《郭霭春全集》编委会

总主编 张伯礼　郭洪耀　郭洪图

编　委（按姓氏笔画排序）

王玉兴　王体仁　田乃姮　李　浩　李紫溪

吴仕骥　张海玲　罗根海　郑恩泽　宗全和

高文柱　高纪和　曹公寿　韩　冰　谢　敬

总目录

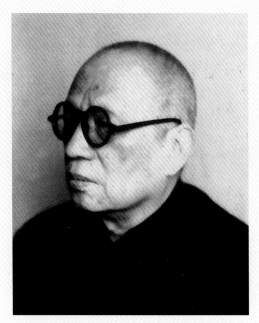

郭霭春教授（摄于 1989 年）

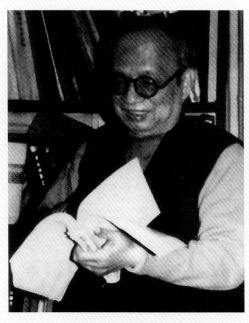

郭霭春教授书斋翻检文献

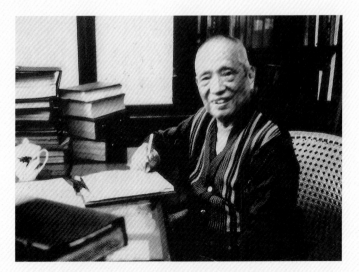

郭霭春教授写作中见访

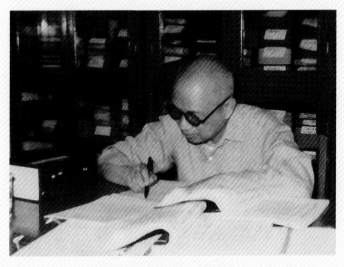

郭霭春教授在图书馆写作中（摄于 1984 年）

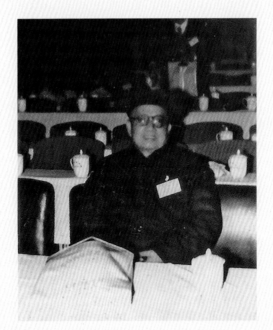

郭霭春教授参加中日《内经》学术交流会

（摄于 1985 年）

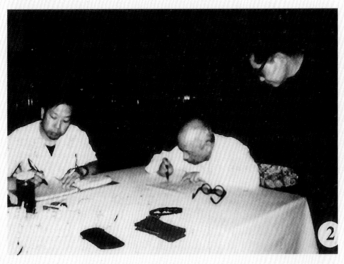

郭霭春教授参加在沈阳召开的《素问》研究论证会

（摄于 1986 年）

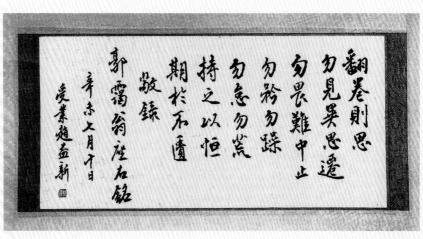

翻卷則思
勿見異思遷
勿畏難中止
勿矜勿躁
勿怠勿荒
持之以恒
期於有恆
敬錄
郭靄翁座右銘
辛未七月十日
受業趙益新

郭靄春教授的座右铭

郭霭春教授博学多识，治儒通医，文理医理融会贯通，精通史学、国学，于目录、版本、校勘、训诂、音韵等方面造诣精深。他深研中医基础理论，精医史、通文献、善临证，治学精勤，著述颇丰，为中医文献研究与整理做出了较为卓越的贡献，有"津沽杏林三杰"之一，是我国现代著名的医史文献学家、中医学家、目录学家、校勘学家、教育家、史学家，是中医文献整理研究的一代宗师。郭霭春教授对中国史学的研究也曾引起史学界震动，他所编撰的《续资治通鉴目录》等著作拾遗补缺，为史学界所赞赏。

本次整理出版的《郭霭春全集》融汇了郭霭春教授七十余年中医文献研究成果。收选范围以郭霭春教授主编与编著的医学著作为主，共计 14 种（包括《医论》《残吟剩草》），按 11 卷（12 分册）编排。

在整理的过程中，需要说明的事项：

1.《黄帝内经素问校注》原书以繁体竖排在人民卫生出版社出版，本次整理以简体横排出版。

2.《黄帝内经素问白话解》由郭霭春教授编撰，中国中医药出版社出版。同属白话解形式的《黄帝内经素问语译》，由郭霭春教授主编，人民卫生出版社出版。本次整理以中国中医药出版社出版的版本为底本，《黄帝内经素问语译》未予收选。

3.《黄帝内经灵枢校释》，原书名《灵枢经校释》，由郭霭春教授主编，曾由人民卫生出版社出版。本次整理以人民卫生出版社出版的版本为底本。

4.内容有雷同的著作，如《黄帝内经素问校注语译》与《黄帝内经素问白话解》，《黄帝内经灵枢校释》《黄帝内经灵枢校注语译》与《黄帝内经灵枢白话解》，考虑不同的读者需求，分别予以出版。

5.《伤寒论校注语译》《金匮要略校注语译》，先后由天津科学技术出版社与中国中医药出版社出版，后根据读者需要改为《伤寒论白话解》《金匮要略白话解》，由中国中医药出版社出版。本次整理恢复原书名，《伤寒论校注语译》以天津科学技术出版社出版的版本为底本;《金匮要略校注语译》以中国中医药出版社出版的版本为底本。

6.郭霭春教授，不仅对中医文献学做出突出贡献，在史学研究方面成就斐然，相关著作先后由中华书局、商务印书馆、山西人民出版社出版，按照出版社专业化分工的要求，故本次整理未收选郭霭春教授史学方面的专著。

7.本次整理原则是在保持原书原貌及尊重作者原创旨意的前提下进行编辑修订，如认真核对底本及引用文献、补充部分引用文献出处等，力求文献翔实可靠。但由于时间跨度较大和历史条件的限制，书中难免存有与当代编辑出版及中医古籍整理要求不契合之处，希冀批评指正，以便修订时日臻完善。

编者

2020 年 3 月

　　郭霭春（1912—2001），又名郭瑞生，男，汉族，天津市人，天津中医学院（现天津中医药大学）终身教授，我国著名医史文献学家、中医学家、目录学家、校勘学家、教育家、史学家。

　　郭霭春教授因教学和科研工作成绩卓著，贡献重大，获得了各种奖励和众多荣誉。主持并完成的部级科研项目"《素问》整理研究"，获得国家科学技术进步二等奖，国家中医药管理局中医药科学技术进步一等奖。主编的《灵枢经校释》，获得国家中医药管理局中医药科学技术进步二等奖。1962年、1980年、1982年、1984年，郭霭春教授先后四次被评为天津市劳动模范，并于1992年获批享受国务院政府特殊津贴。曾获得天津市高教局"培养硕士研究生优秀教师"的荣誉称号，1990年获得国家教委颁发的科教成绩显著的荣誉证书，曾先后获得国家教委和天津市卫生局所授予的"伯乐奖"。

　　郭霭春教授博学多识，治儒通医，文理医理融会贯通，精通史学、国学，于目录、版本、校勘、训诂、音韵等专门之学，造诣精深。他深研基础理论，精医史，善临证，尤以文献研究和中医内科见长。郭霭春教授治学精勤，著述颇丰，其主编、编撰出版《黄帝内经素问校注语译》等近20部中医学及史学专著，为中医文献整理和阐释做出了重大贡献。

郭霭春教授致力于中医事业七十余年，在教学、科研、临床上均取得了突出成就，特别是对继承和发扬中医药学贡献卓著，是一位国内外颇有影响的中医学者，是中医文献整理研究的一代宗师。

一、生平与治学之路

郭霭春教授，世居天津市，七岁入塾，及长，先后从朴学大师长洲章钰（式之）先生、史学大师沔阳卢弼（慎之）先生学习小学、经学、史学等专门学问，在目录、版本、校勘、训诂、音韵方面均有较深造诣。十九岁考入天津市崇化学会历史专修科，又系统地深造了经史之学。1933年毕业后，执教于该学会，主讲《论语》《左传》《史记》《汉书·艺文志》，与津门殷墟文字专家王襄、训诂学专家裴学海等人交游，不断切磋学术。他才思敏捷，聪颖过人，学有成就，二十四岁时就著有《颜习斋学谱》，二十六岁时著《补周书艺文志》，三十岁时编写了《续资治通鉴目录》等书，分别由商务印书馆等出版社出版。《续资治通鉴目录》封面题签者为著名版本目录学家傅增湘先生，扉页题字者是著名书法家华世奎先生，著名历史学家卢弼、郭绍虞先生分别为该书撰写了序言。

1937年，天津市沦陷，他拜宝坻儒医赵镕轩为师，潜心学医四年。赵镕轩先生精通《内》《难》之学，尤对《医宗金鉴》《寿世保元》《医家四要》等书探索颇深，对其影响甚大。

1945 年，中国抗日战争胜利后，郭霭春教授任天津市崇化学会会务主任，主持学会日常工作，为家乡培育人才。1949 年，天津市解放，他从事中学教育，任天津市崇化中学校长多年。他办学严谨，治校有方，经常深入教学第一线，体恤教师，关心学生，他办学治校的事情，至今仍为人们津津乐道。其间教务余暇，为患者诊病省疾，从未间断，医术日进。

1957 年，天津市成立中医学校，郭霭春教授转职任医史教员；1958 年，中医学校晋为中医学院后，任医学史教研室主任；1968 年，在天津中医学院并入河北新医大学后，任中医基础理论教研组副组长；1978 年，天津中医学院恢复重建后，兼任医学史、医古文、各家学说三教研室主任；后任中医系顾问、《天津中医学院学报》和《天津中医》两杂志主编、医史文献研究室主任等职，并兼任《中国医学百科全书》编辑委员会编委、光明中医函授大学顾问、张仲景国医大学名誉教授及《中医杂志》（英文版）编委等职。

1963 年，郭霭春教授承担了国家科技部"七本古书校释"项目中《灵枢经校释》主编工作，历经 17 年，于 1980 年出版。1982 年，在卫生部、国家中医药管理局组织领导下，郭霭春教授承担了《中医古籍整理丛书·黄帝内经素问校注》主编工作，历经 10 年出版，并获国家科学技术进步二等奖、国家中医药管理局中医药科学技术进步一等奖。他用了二十多年的研究，于 1981 年终于著成《黄帝内经素问校注语译》一书，并于1981 年由天津科学技术出版社出版，是中华人民共和国成立后系统研究整理《素问》的第一部个人专著。全书引用善本 20 余种，元代以前重要医籍 60 种以上，共出校语 2450 余处，加注文 3180 余条。《黄帝内经素问校注语译》一经问世，便在学术界和社会上引起了强烈反响，被国内外许多有关单位作为研究《黄帝内经素问》必备参考书，并引起日本、美国、德国等学者的关注。学术界普遍认为，该书是我国目前整理研究《黄帝内经素问》成就最大、学术水平最高的著作，也标志着他在中医文献整理研究上取得了历史性、创新性的突破。

郭霭春教授有感于浩如烟海的中医古籍书目的缺如，独辟蹊径，自1958年始，充分利用地方志这一尚未被开发的资料宝库，正式组织进行编写工作，足迹遍及全国各省市图书馆，共查阅了4000余种地方志，历尽艰辛，饱尝困苦，至1984年完成了《中国分省医籍考》编写工作。全书250余万字，共著录医籍8000余种，附录作者小传4000余篇，是我国目前著录医籍最多的一部传录体医学目录专著。该书所录的资料，绝大部分在历代史志、公私书目及其他著作中未曾刊录过，也未被发现和利用，因此，可以说本书为研究我国医史文献提供了大量有价值的第一手素材。通过分省著录，不但为地方医学的研究创造了条件，还能突出地反映各省医学的特点，尤其可以看出区域性社会因素对医学发展的影响。该书采用传录体编写，补充了医史上缺佚的名医传记，发掘了民间医家的医术、医方及其医德修养，指出了名医成功之路，给后来者以启迪。总之，该书不但在著录的条目上超出了以往同类书目的数倍，并且独具特色。该书1985年由天津科学技术出版社出版后，受到中医学界、史学界的高度重视，开创了中医史志学研究之先河，对中医文献学、目录学做出了贡献。

在繁重的教学、科研之余，郭霭春教授从不忽视临床医学的研究，从20世纪30年代学医到80年代成为著名中医教授，一以贯之，热心为广大患者解除疾病痛苦。他医德高尚，医术精湛，临诊认真负责，一丝不苟。每逢诊病，必冥思苦想，处方用药，几经斟酌，诊后回家，反复思索，查阅名家医案，如《古今医案按》《得心堂医案》《雪雅堂医案》等，以待复诊时处方增减，从不师心自用，且能够"通古今之变，成一家之言"，有着自己独到见地。

郭霭春教授最善奖掖后学，以"学而不厌，诲人不倦"为行动准则，除担负指导研究生的任务外，还定期为中青年教师讲课，以提高师资素质。他几十年如一日，呕心沥血，培养了大批优秀人才，大多在科研、教学、临床上做出了显著成绩。他创建并领导了天津市高教系统重点学科医史文献学。他曾获得天津市高等教育局"培养硕士研究生优秀教师"荣誉称号，其撰写的《我是怎样带研究生的》论文，获1989年天津市高教局优秀教学成果二等奖。

郭霭春教授治学严谨，著作宏富，从20世纪30年代一直至90年代，先后撰著出版了医学和史学著作近20部，总字数近千万字。如果没有"焚膏油以继晷，恒兀兀以穷年"的勤奋读书与写作，是难以完成的。

二、主要学术成就与贡献

郭霭春教授为了继承和发扬中医学宝贵遗产和弘扬民族文化，为了中医事业发展，孜孜不倦，不遗余力，奉献了毕生的精力。他的学术成就与贡献可归纳为六个方面。

一是在中医文献整理研究，特别是中医经典著作整理工作方面贡献巨大。在对《黄帝内经素问》《灵枢经》《伤寒论》《金匮要略》《难经》等中医经典著作的整理上，郭霭春教授始终坚持普及与提高、继承与创新、去粗取精、去伪存真、实事求是的原则，以中医理论为指导，结合临床经验，将目录、校勘、训诂、音韵等专门之学，正确、合理地运用到中医典籍整理上，达到文理医理融会贯通、完美结合。

二是在史学研究上，著有《补周书艺文志》《续资治通鉴目录》《清史稿艺文志拾遗》《颜习斋学谱》等，拾遗补缺，补前人之未备，得到了史学界的高度评价。郭霭春教授依照司马光《通鉴目录》的体例，年经事纬，提纲挈领，编纂成《续资治通鉴目录》20卷。该书把几百万字的原著浓缩成20万字的大事记，完全可以作为独立著作来阅读。不仅给史学研究工作者提供了极大方便，也为历史编年和目录、工具书方面的著作弥补了缺憾。史学家卢弼、郭绍虞阅读了此书，并撰写了序言，认为作者"独为其难""已处其劳"，而人享其逸，为史学界做了一件好事。郭霭春教授在史学方面的贡献，还反映在中国医学史研究上。我国医学发源甚早，但文献记载比较散乱，东鳞西爪，头绪纷繁。研究者欲利用医史资料，检索甚为困难。郭霭春教授有感于此，独任其劳，积多年之功，广泛收集资料，运用汉代史学家司马迁所创的"年表"形式，将上起远古，下迄公元1966年（为第二版修订版截至时间，本次整理出版的截至时间为1947年）的数千年医史事件、各朝医事制度和政令、医药发展和对外交流、疾病流行情况、医学著作的编著和问世、医家活动与生卒，按照年代顺序排列出来，1976年编成《中国医史年表》，随即出版，后又再版。《中国医史年表》的出版，填补了中国医学史研究上的空白，洵为前无古人的开创性著作。

三是在目录学上的贡献，写作历时最久、查阅资料最多、用力最勤，并且最具创新精神的当为《中国分省医籍考》。本书在取材和编写方法、编写体例上，均与其他医学专科书目迥然不同，独具特色，其学术价值甚大，鸿篇巨帙，嘉慧医林。因此，出版后即成为中医学研究者的一部重要的工具书，荣获华北十省市优秀图书二等奖，被文化部评为全国优秀书目，1992年获全国优秀医史文献及工具书金奖。该书被赵国漳、潘树广主编的《文献学词典》收录，列为词目之一，并撰写了提要。

四是长期从事中医教育事业，教书育人，诲人不倦，热心指导青年教师，积极培养教学骨干，注重提高中青年教师的业务水平。郭霭春教授培养青年教师和研究生的方法是：点面结合，重点培养。形式上，除集体讲授外，主张面对面、一对一单独指导，口传心授。培养了多名硕士研究生和大批中医药人才，成为中医教学、科研、临床及管理方面的骨干力量。

五是在致力于教学、科研工作之余，郭霭春教授从未间断临证，为众多患者解除病痛，但不以医为业。在为患者诊治疾病时，认真负责，一丝不苟。他提倡治未病，以预防为主，强调饮食药物综合治疗。他医术精湛，医德高尚，医风淳朴，为患者治病不取报酬，深受患者的尊重和爱戴。

六是对文献工作做出了巨大贡献，除了自己整理了大量文献外，郭霭春教授还将许多珍贵文献史籍捐献给国家，如将卢慎之先生的《三国志集解》手稿捐献给了南开大学图书馆，将黄立夫先生的《资治通鉴目录校文》手稿捐献给天津图书馆。

郭霭春教授一生淡泊于名利、地位，执著、勤奋地致力于读书、著述和教书育人，尤其在史学和中医古籍的整理研究方面留下了众多的传世之作，他的卓越贡献将永载史册。

（说明：本文是在孙中堂、王玉兴、吴仕骥三位教授撰写的《郭霭春》一文的基础上进行修订。）

中国医史年表

目 录

前　言

　　中国医药学起源很早，但文献记载比较散乱。因此，极需把东鳞西爪、头绪纷繁的有关医史资料，按系年扼要地编排起来，以供读者学习和研究中医学时参考。

　　年表的编制，远在周朝就有"谍记"之类记载。从汉代司马迁以后，历代史家都极重视年表撰写。在今天，如果利用这种体裁，加以必要改进，来处理庞杂的医史资料，仍然是一件有意义的事情。

　　《中国医史年表》，就是把时间上并行或连续发生的各项有关医史事件，按照年代顺序排列出来，以便了解中医学发展过程和它们之间的相互联系。

　　本年表，上起传说中远古年代，下迄中华民国，把几千年里的一些主要医史事件，简要地编排起来。编写中，注意到以下诸点：①各朝代的医事制度和政令；②医药发展和对外交流；③疾病流行情况；④医学著作的编著和问世；⑤医家活动与生卒年。

　　编写本年表，虽然主观上力求通过年表上的事件，将中国医药学发展概况揭示出来，但在编写过程中，深深感到有许多资料对时间年限的记载不够准确，有许多医家的生卒年代难以搞清；还有些资料，一时搜集不全，甚至有些新的资料也未来得及翻阅采用。这样，在年表编写上，难免会有缺点和错误，希望读者批评指正。

郭霭春

一九七六年五月

中国医史年表

公元（前）	朝　代	建　元	干支	记事	资料来源
				传说伏羲制九针	《太平御览》卷七百二十一
				传说神农尝百草	《淮南子》十九《修务训》
				传说黄帝与岐伯雷公等讨论医理	张杲《医说》卷一、卷二
2205	夏　禹	元	丙申	此时有酿酒记载	《战国策》卷二十三《魏策》
1766	商　汤	元	乙未	始制汤液	《甲乙经·序》
1324	武　丁	元	丁巳	当时对于服药已有认识，故有"若药弗瞑眩，厥疾弗瘳"之记载	《尚书·说命篇》上
				甲骨文卜辞中记载身体各部疾病和妇产疾病，其中龋齿一项为世界最早记录	中医研究院《中国医学史简编》（二）周宗岐《殷墟甲骨文中所见口腔疾患考》（《中华口腔科杂志》3.155.1956）
				从甲骨文及铜器文中，充分证明此时对住宅、身体、饮食均注意清洁，同时亦应用石器、骨器、青铜等作为医疗用具	《广东中医药展览会画刊》（1957）

公元（前）	朝 代	建 元	干支	记事	资料来源
1122	周（西周）武王发	元	己卯	置医师，掌医之政令，为医药行政之始；又分疾医、疡医、食医、兽医，为医学分科之始	《周礼·天官冢宰》
				当时对于卫生极重视者有二事：一藏冰，二变火	《周礼·天官凌人》《夏官司爟》
1100	成王诵	十六	辛丑	山东麻风蔓延	海深德《中国麻风史》
816	宣王静	十二	乙酉	个人卫生已有洗澡用具——虢季子白盘，同时注意剪发，并有简单理发器具	郭沫若《两周金文辞大系录编》上卷，《诗经·周颂良耜》（章太炎朱自清）
722	东周（春秋）平 王宜 臼	四十九	己未	人苦寒热病，谓之"蚯蚓瘴"	邵博《河南邵氏闻见后录》卷二十六
674		三	丁未	齐国发生痢（lì 痢）疾——传染病	《公羊传》庄二十年
656	惠王阆	二十一	乙丑	晋骊姬以"堇"（乌头）作为毒药使用	《左传》僖四年、《国语·晋语》
655		二十二	丙寅	赵大疫	《史记》卷四十三《赵世家》

公元 （前）	朝　代	建　元	干支	记事	资料来源
639	襄王郑	十三	壬午	鲁旱欲焚巫尪——脊柱前弯症者	《左传》 僖二十一年
597	定王瑜	十	甲子	楚申叔展言河鱼腹疾。反映当时已用麦曲治胃肠病	《左传》 宣十二年
585		元	丙子	晋韩献子谓居土薄水浅之地，有沉溺（湿疾）重腿（足肿）之疾	《左传》 成六年
581	简王夷	五	庚辰	秦医缓诊病，提出攻之、达之，为针灸最早记录	《左传》 成十年
573		十三	戊子	晋有白痴病者	《左传》 成十八年 杜注
570		二	辛卯	楚子重患心疾而卒。反映当时注意情志对于疾病之影响	《左传》 襄三年 杜注
557	灵王泄心	十五	甲辰	晋发现腓痛、足痹、转筋患者	《韩非子》 卷十一 《外储说左上》
556		十六	乙巳	鲁十一月甲午，国人逐瘈狗	《左传》 襄十七年
549		二十三	壬子	晋然明论程郑有惑疾（惑疾为精神病中之幻想）	《左传》 襄二十四年

公元 （前）	朝　代	建　元	干支	记事	资料来源
544		元	丁巳	此时有霍乱（非真性霍乱）之病	陈立《公羊义疏》襄二十九年传疏引《考异邮》
541	景王贵	四	庚申	秦医和论六气致疾。此为最初之病源理论	《左传》昭元年
522		二十三	己卯	此时有疥和痁（久疟）记载	《左传》昭二十年
506	敬王匄	十四	乙未	荀寅言水潦方降，疾疟方起。反映当时对于积水生蚊导致疟疾已有认识	《左传》定四年
475	东　周 （战国） 元王仁	元	丙寅	马王堆汉墓出土之帛书中，有《足臂十一脉灸经》《五十二病方》等，为医学之较早著作	马王堆汉墓帛书《五十二病方》出版说明，文物出版社
				《黄帝内经》约于此时成书，是我国第一部医书	崔述《补上古考信录》卷上
403	威烈王午	二十三	戊寅	燕国已有陶制下水道管	《中国历史博物馆预展说明》（1959）
				由于铁工具之广泛应用，金属针代替砭石	范文澜《中国通史简编》修订本第一编第四章

公元 （前）	朝　代	建　元	干支	记事	资料来源
403	威烈王午	二十三	戊寅	《山海经》记载可供药用之动植矿物一百十六种。归纳出疾病三十一种，其中目疾、风疾、胃病等，可能在当时广泛存在	王范之《先秦医学史料一斑》（《中华医史杂志》4.226.1953）
384	安王骄	十八	丁酉	扁鹊诊病，提出由腠理，进至血脉、肠胃、骨髓之论	《史记》卷一百五《扁鹊仓公列传》
369	烈王喜	七	壬子	秦大疫	《史记》卷十五《六国年表》
243		四	戊午	天下疫	《史记》卷六《秦始皇本纪》
215	秦 始　皇 嬴　政	三十二	丙戌	淳于意生	《史记》卷一百五《扁鹊仓公列传》
213		三十四	戊子	焚诗书百家，禁止挟书。惟医药、种树之书，不在禁令之内	《史记》卷六《秦始皇本纪》
212		三十五	己丑	秦法不得兼方，不验，辄死	《史记》卷六《秦始皇本纪》

公元(前)	朝代	建元	干支	记事	资料来源
206	汉 高祖 刘邦	元	乙未	本时期极重视清洁扫除（由出土之汉瓦窦——阴陶管及汉代男女箕帚俑，可以证明）	《广东中医药展览会画刊》（1957）
181	高后吕雉	七	庚申	南粤暑湿大疫	《汉书》卷九十五《南粤传》
180		八	辛酉	淳于意创制诊籍，记载二十五个病例	《史记》卷一百五《扁鹊仓公列传》
176		四	乙丑	公乘阳庆卒	同上
168	文帝刘恒	十二	癸酉	气功首次模式，《导引图》行世	《略谈长沙马王堆出土古医书对我国医学的贡献》（《健康报》11.1.1981）
142	景帝刘启	后元二	己亥	十月，衡山国、河东郡、云中郡民疫	《史记》卷十一《孝景本纪》
140		建元元	辛丑	收拾痰涎，已用唾壶	《太平御览》卷二百十九《职官部·侍中》
122	武帝刘彻	元狩元	己未	刘安卒。生前所著《淮南子》书内，有涉及医理部分	《汉书》卷四十四附《长传》，《淮南子》卷十七《说林训》

公元（前）	朝　代	建　元	干支	记事	资料来源
117		六	甲子	此时发现消渴病	《汉书》卷五十七《司马相如传》
115		元鼎二	丙寅	张骞出使西域，带回红蓝花、番红花、胡麻、蚕豆、葫（即蒜）、胡荽、苜蓿、胡瓜、安石榴、胡桃等	《资治通鉴》卷二十，《本草纲目》卷十五、二二、二四、二六、二七、二八、三十、三三
111	武　帝刘　彻	六	庚午	中国医学药物传入越南	陈存仁《中国医学传入越南史事和越南医学著作》（《医学史与保健组织》3.193.1957）
101		太初四	庚辰	此时前后，药已有汤、散、丸、药酒等剂型	孙星衍辑《神农本草经》卷三
100		天汉元	辛巳	张衡作《温泉赋》。说明矿泉能治疾病据现存居延、敦煌竹简中所载约在公元前一世纪前后，已有治伤寒专方	徐坚《初学记》卷七第三《西汉经济史料论丛》页63-64.1958.陕西人民出版社
71	宣　帝刘　询	本始三	庚戌	此时有女医、乳医	《汉书》卷九十七《外戚传》，卷六十八《霍光传》

公元（前）	朝代	建元	干支	记事	资料来源
43	元帝刘奭	永光元	戊寅	以质朴、敦厚、逊让、有行四科，考校从官，定其高下。医师是皇帝从官之一种	《汉书》卷九《元帝纪》
32		建始元	己丑	饮茶之说，约始于此时（以后至吴孙皓时，或以茶荈当酒）	宋·无名氏《南窗纪谈》，刘献庭《广阳杂记》卷三
31		二	庚寅	方士使者副佐，本草待诏，七十余人皆归家	《汉书》卷二十五《郊祀志》
26	成帝刘骜	河平三	乙未	侍医李柱国校方技书	《汉书》卷十《成帝纪》、卷三十《艺文志》
12		元延元	己酉	籍武发箧中有裹药二枚赫蹄书，是为包药用纸之始	《汉书》卷九十七《外戚赵皇后传》
7		绥和二	甲寅	《方士陷冰丸》一卷约成于此时	姚振宗《汉书艺文志拾补》卷六
1	哀帝刘欣	元寿二	庚申	此时能用汞或雄黄治疗疥癣一类寄生虫病	《神农本草经》卷二

公元	朝代	建元	干支	记事	资料来源
1	平帝刘衍	元始元	辛酉	中国第一部药物著作《神农本草经》约成于此时	《重修政和经史证类备用本草·序例》引《嘉祐补注总叙》
2		二	壬戌	民疾疫者，舍空邸第医药——为公立时疫医院之滥觞	《汉书》卷十二《平帝纪》
4		四	甲子	黄支国王（南印度达罗毗荼国）遣使献生犀牛	《汉书》卷二十八下《地理志》
5		五	乙丑	举天下知方术本草之人，遣诣京师	《汉书》卷十二《平帝纪》
8	孺子婴	居摄三	戊辰	此时医籍著录于史志者，医经等家，凡八百六十八卷（清人又增补经方等家）	《汉书》卷三十《艺文志》《汉书艺文志拾补》卷六
11		始建国三	辛未	大疾疫，死者过半	《后汉书》卷四十一《刘玄传》
16	新王莽	天凤三	丙子	王莽使太医尚方与巧屠共解剖王孙庆尸体，量度五脏	《汉书》卷九十九《王莽传》
				二月大疫。冯茂在句町，士卒疾疫，死者十有六七	同上
22	新王莽	地皇三	壬午	沛国史岑著《颂》《诔》《复神》《说疾》凡四篇	《后汉书》卷一百十《王隆传》

公元	朝 代	建 元	干支	记事	资料来源
25		建武元	乙酉	置太医令，掌诸医。下设员医二百九十三人，员官十九人。另设药丞、主药、方丞、主方各一人	《后汉书》卷三十六《百官志》
				疾疫	《后汉书》卷一百十一《李善传》
27		三	丁亥	提出蚤、虱有吸血之害	《论衡·解除篇》
37	东 汉 光武帝 刘 秀	十三	丁酉	扬、徐部大疾疫，会稽江左甚	《后汉书》卷二十七《五行志》
38		十四	戊戌	会稽大疫，死者万数	《后汉书》卷七十一《钟离意传》
44		二十	甲辰	马援在交趾，军吏经瘴疫死者十四五，自此将恶性疟疾，带到中原	《后汉书》卷五十四《马援传》
49		二十五	己酉	武陵五溪大疫，人多死	《后汉书》卷五十四《马援传》
50		二十六	庚戌	郡国七，大疫	《后汉书》卷二十七《五行志》

公元	朝 代	建 元	干支	记事	资料来源
76	章 帝 刘 炟	建初元	丙子	王充著《养性书》十六篇	《后汉书》卷七十九《王充传》
89		永元元	己丑	郭玉著《经方颂说》	姚振宗《后汉书艺文志》卷三
92	和 帝 刘 肇	四	壬辰	时有疾疫	《后汉书》卷六十五《曹褒传》
100		十二	庚子	《说文解字》:"圂，厕也"，说明古时圈管家畜和使用厕所	《说文解字》第六《口部》及《后叙》
108		永初二	戊申	华佗生	郝学军《华佗生卒年代略考》(《中华医史杂志》3.159.1982)
119	安 帝 刘 祜	元初六	己未	四月，会稽大疫	《后汉书》卷五《安帝纪》
124		延光三	甲子	九月，京师大疫	《后汉书》卷六《顺冲质帝纪》
125		四	乙丑	冬，京师大疫	《后汉书》卷五《安帝纪》

公元	朝代	建元	干支	记事	资料来源
126		永建元	丙寅	疫疠为灾	《后汉书》卷六《顺冲质帝纪》
127	顺帝 刘保	二	丁卯	升华之操作为合黄埐（即瓦罐）置石胆、丹砂、雄黄、矾石、磁石其中，烧之	《周礼·天官冢宰·疡医》
129		四	己巳	六州大蝗，疫气流行	《后汉书》卷六十《杨厚传》
147		建和元	丁亥	武氏祠驱虫图石刻，反映当时注意消灭有害动物	刘广洲《发扬优良卫生传统为社会主义建设服务》（《中医杂志》四卷首，1955）
148		二	戊子	安息王子安清（世高）来中国，为中国与阿拉伯在医学上第一次发生关系之人	羽溪了谛《西域之佛教》第三章第一节
150	桓帝 刘志	和平元	庚寅	梁冀卖牛黄牟利，说明当时医生已利用牛马腹中结石之药物	《资治通鉴》卷五十三
				张机（仲景）生	宋向元《张仲景生平问题的讨论》（《新中医药》10.20.1953）
151		元嘉元	辛卯	正月，京师疫。二月，九江、庐江大疫	《后汉书》卷七《桓帝纪》

公元	朝代	建元	干支	记事	资料来源
161		延熹四	辛丑	正月，大疫	《后汉书》卷二十七《五行志》
162		五	壬寅	皇甫规在陇右，军中大疫，死者十三四，规亲入庵庐巡视——野战病院记录之始	《后汉书》卷九十五《皇甫规传》
166	桓帝刘志	九	丙午	有水旱疾疫之困，南州尤甚（长沙、桂阳、零陵等郡）	《后汉书》卷七《桓帝纪》
				大秦遣使献象牙、犀角、玳瑁	《后汉书》卷一百十八《西域传》
169		建宁二	己酉	疫气流行，死者极众	孙思邈《备急千金方要》卷九《伤寒》
171		四	辛亥	三月，大疫	《后汉书》卷八《灵帝纪》
173	灵帝刘宏	熹平二	癸丑	正月，大疫	同上
179		光和二	己未	大疫	同上
180		三	庚申	王叔和生	宋向元《王叔和生平事迹考》（《北京中医学院学报》2.1,1960）

公元	朝代	建元	干支	记事	资料来源
182	灵帝刘宏	五	壬戌	二月，大疫	《后汉书》卷二十七《五行志》
185		中平二	乙丑	正月，大疫	同上
186		三	丙寅	毕岚创造翻车渴乌（洒水车），用洒南北郊路	《后汉书》卷一百八《张让传》
190		初平元	庚午	《难经》书约成于此时	多纪元胤《医籍考》卷七《医经》
				细（钩端）螺旋体病约在本年发现	高镜朗《古代儿科疾病新编》
196	献帝刘协	建安元	丙子	针灸疗法在当时比较普遍，疗效为"治百中百，治十中十"	《太平经》卷五十《灸刺诀》
				《释名》内有瞙（眼角睑缘结膜炎）的记载	余云岫《在中国历史上出现的眼角睑缘结膜炎》（《医史杂志》3.1.15，1951）
				南阳连年疾疫，张机宗族二百余口，死者三分之二，伤寒居其七	《伤寒杂病论·序》

公元	朝　代	建　元	干支	记事	资料来源
208	献　帝 刘　协	十三	戊子	华佗卒。佗能用麻醉法，施行开腹术，又提倡五禽戏之体育疗法	《我国伟大的外科学家华佗》(《中华医史杂志》1.25.1955)
210		十五	庚寅	张机《伤寒杂病论》约于此时成书	《张仲景生平问题的讨论》(《新中医药》9.18.1953)
211		十六	辛卯	张机卒	《张仲景生平问题的讨论》(《新中医药》10.20.1953)
215		二十	乙未	吴疾疫	《三国志·吴志·甘宁传》
				皇甫谧生	《晋书》卷五十一《本传》
217		二十二	丁酉	大疫。曹植作《说疫气》	《后汉书》卷九《献帝纪》、丁晏《曹集诠评》卷九
				王粲病麻风	《三国志·魏志》卷二十一《王粲传》、《甲乙经·序》
219		二十四	己亥	吴，大疫	《三国志·吴志·孙权传》

公元	朝 代	建 元	干支	记事	资料来源
219	献 帝 刘 协	二十四	己亥	此时医籍著录于史志者，医经七部，卷数可考者十六卷；经方七部，卷数可考者二十九卷；神仙二十部；房中一部一卷	曾朴《补后汉书艺文志》卷九
220		黄初元	庚子	吴普《本草》、李当之《本草》，约于此时辑成	陶弘景《神农本草经集注·序》
223	三 国 （魏） 文 帝 曹 丕	四	癸卯	魏、宛、许大疫，死者万数	《三国会要》卷五、《宋书》卷三十四《五行志》
				嵇康著《养生篇》	《三国志》卷二十一《魏志·附王粲传》、《文选》卷五十三
225		六	乙巳	诸葛亮行军云南，兵士染疟，死者甚众，是为疟疾在云南流行之最早纪录	《太平寰宇记》卷八十《剑南西道》
232	明 帝 曹 叡	太和六	壬子	张华生	《晋书》卷三十六《本传》
234		青龙二	甲寅	二月，魏大疫	《宋书》卷三十四《五行志》

公元	朝代	建元	干支	记事	资料来源
235	明 帝 曹 叡	三	乙卯	魏，京都大疫	同上
239		景初三	己未	吴，吕博撰《玉匮针经》及注《八十一难经》	《历代名医蒙求》卷上
242	齐 王 曹 芳	正始三	壬戌	吴，大疫	《三国会要》卷五
				王叔和著《脉经》	邢德刚《晋代名医王叔和》（《中华医史杂志》4.249,1954）
249		嘉平元	己巳	何晏卒。当时竞尚服五石散，晏实为之倡	《三国志》卷九《魏书·附曹爽传》
253		五	癸酉	新城大疫，死者大半	《宋书》卷三十四《五行志》
255	高贵乡公 曹 髦	正元二	乙亥	吴，大疫	《三国会要》卷五
				司马师目有瘤疾，使医割之。说明此时在眼科方面能用割治手术	《晋书》卷二《景帝纪》
256		甘露元	丙子	皇甫谧撰《甲乙经》	《甲乙经·序》
264	元 帝 曹 奂	咸熙元	甲申	此时医籍著录于史志者，五家七部	姚振宗《三国艺文志》卷三

公元	朝代	建元	干支	记事	资料来源
265	西晋 武帝 司马炎	泰始元	乙酉	张苗、宫泰、刘德、史脱、靳邵、赵子泉、李子豫等，均为一代名医	《神农本草经集注·序》
				王叔和卒	《王叔和生平事迹考》(《北京中医学院学报》2.1.1960)
				《崔氏方》载有白降丹之制法	《外台秘要》卷三十二引《崔氏造水银霜法》
				地多五痔，蚀人五脏，通见脊骨下脓血，四肢无力，以至死	《备急千金要方》卷十五
269		五	己丑	大疫	《疫症集说》卷一
273		九	癸巳	吴疫	《宋书》卷三十四《五行志》
274		十	甲午	大疫，吴土亦同	同上
275		咸宁元	乙未	十一月，大疫，京都死者十万人	同上
277		三	丁酉	张华《博物志》约成于此时，其中有涉及医药之记载	姜亮夫《张华年谱》
282		太康三	壬寅	春疫	《宋书》卷三十四《五行志》

公元	朝代	建元	干支	记事	资料来源
282	武帝 司马炎	太康三	壬寅	皇甫谧卒	《晋书》 卷五十 《本传》
284		五	甲辰	葛洪生	《晋书》 卷七十二 《本传》
291		元康元	辛亥	七月，雍州大旱，殒霜，疾疫	《宋书》 卷三十四 《五行志》
292		二	壬子	十一月，大疫	同上
296		六	丙辰	关中大疫	《晋书》 卷四 《惠帝纪》
297		七	丁巳	秦、雍二州大旱、疾疫	《文选》 卷二十潘安仁 《关中诗》
300	惠帝 司马衷	永康元	庚申	秦、雍二州疾疫	《宋书》 卷三十四 《五行志》
				前凉张子存以针术名，著有《赤乌神针经》	范行准《黄帝众难经注玉匮针经作者吕广的年代问题》（《上海中医药杂志》10.33.1957）
				我国在第三世纪末叶，已知以狙犬脑敷贴疮口法	《中国预防医学思想史》

公元	朝 代	建 元	干支	记事	资料来源
307	怀帝 司马炽	永嘉元	丁卯	南渡后士大夫患脚气病者甚多	《备急千金要方》卷七
308		二	戊辰	大人小儿频行风痛之病——流行性脑炎	《外台秘要》卷十五
310		四	庚午	五月，秦、雍州饥疫，至秋	《宋书》卷三十四《五行志》
312		六	壬申	大疫	同上
317	东 晋 元 帝 司马睿	建武元	丁丑	天行发斑疮流行	《外台秘要》卷三
				小儿方，江左推诸苏家，传习有验，流于人间	《备急千金要方》卷五
322		永昌元	壬午	十一月，大疫，死者十有二三。河朔亦同	《宋书》卷三十四《五行志》
330	成帝 司马衍	咸和五	庚寅	五月，大饥且疫	同上
347		永和三	丁未	兴古郡（现在曲靖至广南一带）有瘴气——疟疾	《华阳国志》卷四《南中志》
353		九	癸丑	五月，大疫	《宋书》卷三十四《五行志》
356	穆帝 司马聃	十二	丙辰	时多疾疫。当时规定，朝臣有时疾，染易三人以上者，身虽无疾，百日不得入宫。至是百官多列家疾，皆不能入	《晋书》卷七十六《王廙附王彪之传》

公元	朝代	建元	干支	记事	资料来源
357	穆帝 司马聃	升平元	丁巳	于法开著《议论备 豫方》	文廷式 《补晋书艺文志》 卷四 《医家类》
363	哀帝 司马丕	兴宁元	癸亥	葛洪卒。生前著有 《金匮药方》《肘后备 急方》	《晋书》 卷七十二 《本传》
365		三	乙丑	范汪卒。生前著有 《范东阳方》一百五 卷、《录》一卷	《晋书》 卷七十五 《本传》
369	废帝 司马奕	太和四	己巳	冬，大疫	《宋书》 卷三十四 《五行志》
375		宁康三	乙亥	冬，大疫	《疫症集说》 卷一
376	孝武帝 司马曜	太元元	丙子	后秦姚兴迎番僧佛陀 耶舍入长安，令诵出 《羌籍药方》五万言	《高僧传·初集》 卷二
				冬，大疫，至明年五 月，多绝户者	《宋书》 卷三十四 《五行志》
				王珉卒。生前著有 《伤寒身验方》	《晋书》 卷六十五 《本传》
388		十三	戊子	外科有补缺唇手术	《太平御览》 卷七百四十
392		十七	壬辰	孔汪卒。生前著有 《孔中郎杂药方》	姚振宗 《隋书经籍志考 证》卷三十七

公元	朝代	建元	干支	记事	资料来源
397		隆安元	丁酉	八月，北魏大疫，人，马、牛死者十有五六	《北史·魏本纪》一
399	安帝 司马德宗	三	己亥	殷仲堪卒。生前著有《殷荆州要方》	《隋书》卷三十四《经籍志》、《晋书》卷八十四《本传》
				金疮绷带，约在此时使用	《医心方》卷十八《金疮方》
400		四	庚子	四世纪时，支法存对于麻症已有明确说明	《古今医统》卷九十一
401		五	辛丑	五世纪上半期发明泥疗法和蜡疗法	干祖望《中医外科史》（《新中医药》11.44.1955）
				"糖"字在北魏贾思勰（第五世纪人）所编《齐民要术》一书里，已经使用	《齐民要术》卷十《甘蔗》
402		元兴元	壬寅	北魏，牛大疫，死者十有七八	《北史》卷八十九《晁崇传》
405		义熙元	乙巳	十月，大疫，发赤斑乃愈	《宋书》卷三十四《五行志》
411		七	辛亥	春，大疫	同上

公元	朝　代	建　元	干支	记事	资料来源
419	恭　帝 司马德文	元熙元	己未	晋时医籍著录于史志者，医家类四十种；医方类十一家；医方三十五部，凡三百七十三卷	秦荣光《补晋书艺文志》卷三、吴士鉴《补晋书经籍志》卷三、黄逢元《补晋书艺文志》卷四
420	南北朝 （宋） 武　帝 刘　裕	永初元	庚申	胡洽居士著《百病方》，其中载有用水银制剂作利尿药	《肘后备急方》卷四引水银丸方
				刘裕著《杂戎狄方》	《隋书经籍志考证》卷三十七
				释慧义著《寒食解杂论》	同上
423	少　帝 刘义符	景平元	癸亥	魏，士众大疫，死者十有二三	《北史·魏本纪》一
424		元嘉元	甲子	徐叔向著《针灸要钞》	《隋书经籍志考证》卷三十七
427		四	丁卯	五月，京都疾疫	《宋书》卷五《文帝纪》、卷三十四《五行志》
432	文　帝 刘义隆	九	壬申	羊欣卒。生前著有《中散杂汤丸散酒方》《中散药方》	《宋书》卷六十二《本传》、《隋书》卷三十四《经籍志》
443		二十	癸未	秦承祖奏置医学博士，以广教授。并曾著《药方》四十卷、《本草》六卷、《脉经》十卷	《隋书》卷三十四《经籍志》、丹波元简《医賸》卷上

公元	朝　代	建　元	干支	记事	资料来源
443	文　帝 刘义隆	二十	癸未	王微卒。生前著有《服食方》	《宋书》 卷六十二 《本传》
445		二十二	乙酉	范晔卒。生前著有《上香方》《杂香膏方》	《隋书经籍志考证》 卷三十七
447		二十四	丁亥	六月，京邑疫疠	《宋书》 卷五 《文帝纪》
450		二十七	庚寅	程天祚著《针经灸经》	《隋书经籍志考证》 卷三十七
				魏·崔浩卒。生前著有《食经》	同上
451		二十八	辛卯	都下疾疫	《南史》 卷二 《宋文帝本纪》
453		三十	癸巳	省医学博士	《隋书经籍志考证》 卷三十七
456	孝武帝 刘　骏	孝建三	丙申	陶弘景生	《南史》 卷七十六 《本传》
457		大明元	丁酉	四月，京邑疾疫	《宋书》卷六 《武帝纪》、 卷三十四 《五行志》
460		四	庚子	都邑疠疫	《宋书》 卷六 《武帝纪》

公元	朝代	建元	干支	记事	资料来源
465	明帝刘彧	泰始元	乙巳	宋齐之间，有释门深师、支法存所用诸脚弱方，凡八十余条	《备急千金要方》卷七
				刘彧著《香方》	《隋书》卷三十四《经籍志》
				徐文伯著《疗妇人瘕》一卷	《隋书经籍志考证》卷三十七
477	顺帝刘准	升明元	丁巳	魏·李修撰《药方》百余卷	《魏书》卷九十一《本传》
478		二	戊午	此时医籍著录于史志者，医方家十九种	聂崇岐《补宋书艺文志》
479	齐高帝萧道成	建元元	己未	全元起注《黄帝素问》	《医籍考》卷三《医经》
				徐玉著《小儿方》	《备急千金要方》卷五
				褚澄著《杂药方》	《南齐书》卷二十三《本传》、《旧唐书》卷四十七《经籍志》
				刘休著《食方》	《隋书经籍志考证》卷三十七
483	武帝萧赜	永明元	癸亥	褚澄卒	《南齐书》卷二十三《本传》

公元	朝　代	建元	干支	记事	资料来源
483		永明元	癸亥	陈延之《小品方》约在此时成书	汤万春《陈延之与小品方》(《江苏中医》10.33.1965)
487	武　帝萧　赜	五	丁卯	魏，代地牛疫	《资治通鉴》卷一百三十六《齐纪》
491		九	辛未	吴兴大水，其贫病不能立者，有人立廨收养，给衣给药。为我国私立慈善医院之最早形式	《南史》卷四十四《齐武帝诸子列传》
495	明　帝萧　鸾	建武二	乙亥	剡县有小儿与母俱得赤斑病——天花最初名称	《南齐书》卷五十五《杜栖传》
				魏·李思祖著《药方》	《隋书经籍志考证》卷三十七
499		永元元	己卯	刘涓子著《鬼遗方》	原书龚庆宣《序》
500	东昏侯萧宝卷	二	庚辰	陶弘景著《补阙肘后百一方》、《疗目方》	《隋书经籍志考证》卷二十九
				李密著《药录》	《隋书经籍志考证》卷三十七
				日本人得葛洪《肘后方》一部分，经修补后，名《肘后百一方》，为中国医籍输入日本之始	汪企张《中医东渐论略》(《新中医药》2.6.1957)
502	和　帝萧宝融	中兴二	壬午	陶弘景撰《神农本草经集注》	周尧《中国早期昆虫研究史》

公元	朝 代	建 元	干支	记事	资料来源
	和 帝 萧宝融	中兴二		此时医籍著录于史志者，四部，计四十一卷	陈述《补南齐书艺文志》卷二
502		四月改天监元	壬午	中天竺奉表献琉璃唾壶	《梁书》 卷五十四 《天竺国传》
				萧衍著《所服杂药方》	《隋书经籍志考证》卷三十七
				徐奘著《要方》	同上
504		三	甲申	徐謇卒，生前善医药	《魏书》 卷九十一 《本传》
505	梁 武 帝 萧 衍	四	乙酉	宕昌国来献甘草、当归	《南史》 卷七十九 《西戎传》
				徐之才生	宋大仁《南北朝时代的江苏名医徐之才》(《江苏中医》5.1958)
506		五	丙戌	邓至国遣使献黄芪四百斤	《南史》 卷七十九 《西戎传》
				诏令埋葬露尸	《魏书》 卷八 《世宗宣武帝纪》
510		九	庚寅	魏，四月，平阳郡之禽昌、襄陵二县大疫，死者二千七百三十六人	同上

公元	朝代	建元	干支	记事	资料来源
510		九	庚寅	魏，诏敕太常，别立一馆使京畿内外疾病之徒，咸令居处，严敕医署，分师疗治	同上
				魏，以经方浩博，卒难穷究，诏王显撰《药方》三十五卷，颁布天下	《魏书》卷九十一《艺术王显传》
512	武帝萧衍	十一	壬辰	姚法卫著《集验方》，所载人体寄生扁形动物之尾数病例，为世界上最早记录	萧熙《中国姜片虫的文献溯源》
				魏，肆州地震陷裂，死伤甚多，遣太医、折伤医，并颁所需药，就治之	《魏书》卷八《世宗武帝纪》
514		十三	甲午	针灸传至朝鲜	李元吉《中国针灸学源流纪略》（《中华医史杂志》4.268.1955）
516		十五	丙申	王世荣著《单方》	《隋书经籍志考证》卷三十七
517		十六	丁酉	敕太医不得以生类为药	《南史》卷六《梁本纪》上
518		十七	戊戌	波斯国始通中国，其国产药材甚多，如熏陆、郁金、苏木、青木、胡椒、荜茇、石蜜、千年枣、香附子、诃梨勒、无食子、雌黄等	《魏书》卷一百二《西域传》

公元	朝代	建元	干支	记事	资料来源
518		十七	戊戌	干陁利国献金芙蓉、杂香药等	《南史》卷七十八《西南夷传》
520		普通元	庚子	印度僧达摩来广州，以后住嵩山少林寺。相传其所传之按摩术，名为一指禅	《释氏稽古录》卷三
520		普通元	庚子	小儿痫病，由陶弘景记述症状后，成为独立之症	王肯堂《幼科准绳》集之二《痫类》引《陶氏别录》
522	武帝萧衍	三	壬寅	婆利国王频伽复遣使珠智献杂香药等数十种	《南史》卷七十八《西南夷传》
529		中大通元	己酉	六月，都下疫甚	《南史》卷七《梁本纪》
530		二	庚戌	丹丹国献杂香药等	《南史》卷七十八《西南夷传》
532		四	壬子	槃槃国献沉檀等香数十种	同上
534		六	甲寅	徐之才著《徐氏家传秘方》	《隋书经籍志考证》卷三十七
536		大同二	丙辰	陶弘景卒	严可均《全梁文》卷二十二，邵陵王纶《隐居贞白先生陶君碑》

公元	朝代	建元	干支	记事	资料来源
541	武帝 萧衍	七	辛酉	孙思邈生	《健康报》 1982.12.30.1841
547		太清元	丁卯	旱疫，扬、徐、兖、豫尤甚	《南北史补志》卷九《五行志》
548		二	戊辰	仍旱疫	同上
550	简文帝 萧纲	大宝元	庚午	灸治术传入日本	宋大仁《针灸的发展和在世界各国研究的现状》（《中华医史杂志》1.11.1954）
552	元帝 萧绎	承圣元	壬申	以《针经》赠日本钦明天皇	藤井尚久《医学文化年表》
558	陈 武帝 陈霸先	永定元	戊寅	北周，攘那拔陀罗同阇那耶舍译《五明论》，其中有印度医学之一部分	耿鉴庭《中外医药交流的一些史实》（《中医杂志》3.211.1958）
562	文帝 陈蒨	天嘉三	壬午	吴人知聪携药书《明堂图》等一百六十卷至日本	《医学文化年表》
566		天康元	丙戌	姚最著《本草音义》	《隋书经籍志考证》卷三十七
571		太建三	辛卯	北周，冬，牛疫死者十有六七	《周书》卷五《武帝纪》
572	宣帝 陈顼	四	壬辰	北齐，崔赡卒。生前曾患天花，而致麻面	《北齐书》卷二十三、《北史》卷二十四《本传》

公元	朝代	建元	干支	记事	资料来源
572		四	壬辰	徐之才卒。生前著有《雷公药对》等书	《太师侍中特进骠骑大将□□□徐君墓志铭》
575	宣 帝 陈 顼	七	乙未	龙门师道兴造象方，反映当时民间验方之传播	《金石萃编》卷三十五《北齐》
580		十二	庚子	北周·姚僧垣著《集验方》	《周书》卷四十七《本传》
				此时医籍著录于史志者，医方六部，四十一卷	郭霭春《补周书艺术志稿》卷二
581		开皇元	辛丑	太医署属太常寺	《隋书》卷二十八《百官志》
583		三	癸卯	姚僧垣卒	《北史》卷七十八《本传》
586	隋 文 帝 杨 坚	六	丙午	出现蛟龙病，病发似癫痫	《备急千金要方》卷十
589		九	己酉	刘祐著《产乳书》	冈西为人《宋以前医籍考》女科七
				释那连提黎耶舍卒。生前曾设疠人坊，收容男女之患麻风者	释道宣《续高僧传》卷二

公元	朝　代	建　元	干支	记事	资料来源
592		十二	壬子	长安疾疫	《南史》卷六十二《徐孝克传》
600	文　帝 杨　坚	二十	庚申	对于蠼螋疮——带状疱疹之病，已有认识	《诸病源候论》卷五十《蠼螋毒绕腰痛候》
601		仁寿元	辛酉	当时医方，对于浮肿病，均有忌盐记载	李涛、刘思职《生物学的发展》（《中华医史杂志》3.151.1953）
605		大业元	乙丑	刘方在林邑，士卒脚肿，死亡者十有四五	《隋书》卷五十三《本传》
				《龙树眼论》始于此时撰写	《经籍访古志》卷八
607		三	丁卯	日本小野妹子来朝。中国医药学由此渐传入日本	《医学文化年表》
608	炀　帝 杨　广	四	戊辰	日本医师惠日、福因来中国学医	同上
609		五	己巳	吐谷浑一带地多瘴气，樊子盖献青木香，以御雾露之邪	《北史》卷七十六《樊子盖传》
				《淮南玉食经》并《目》百六十五卷约成于此时	《隋书经籍志考证》卷三十七
610		六	庚午	巢元方等著《诸病源候论》，为我国第一部病因书	《直斋书录解题》卷十三

公元	朝　代	建　元	干支	记事	资料来源
612		八	壬申	大旱疫，人多死，山东尤甚	《北史》卷十二《隋本纪》
615		十一	乙亥	崔知悌生	陈梦赉《崔知悌对祖国医学的贡献》（《人民保健》3.295.1959）
617	炀　帝杨　广	十三	丁丑	洛阳有传尸病	《太平广记》卷四百七十四
				新撰《玉房秘诀》《四海类聚方》《四海类聚单要方》	《隋书经籍志考证》卷三十七
				此时医籍著录于史志者，医方二百五十六部，合四千五百一十卷；医书五种	《隋书》卷三十四《经籍志》、张鹏一《隋书经籍志补》卷二
618	唐高　祖李　渊	武德元	戊寅	置尚药局。太医署，其属有四，曰：医师、针师、按摩师、咒禁师。凡课药之州，置采药师	《新唐书》卷四十七、四十八《百官志》
				佛教至唐始盛，印度眼科医学随之传入	《医学史纲》
				关中多骨蒸病，得之多死	《唐会要》卷八十二《医术》

公元	朝代	建元	干支	记事	资料来源
618	高 祖 李 渊	武德元	戊寅	孙思邈著《明堂经图》	《千金翼方》卷二十六
				甄权《明堂图》传遍华裔	同上
621		四	辛巳	孟铣生	《旧唐书》卷一百九十一《本传》
623		六	癸未	日本僧，惠齐、惠光来中国留学，而久留中国之惠日、福因等回国	《中医东渐论略》（《新中医药》2.7.1957）
626		九	丙戌	置医博士一人，助教二人	《唐六典》卷十四《太医署》
				杨玄操撰《黄帝八十一难经注》	《医籍考》卷七《医经》
627	太 宗 李世民	贞观元	丁亥	置司医、医佐，掌分疗众疾	《唐书》卷四十七《百官志》
				减置医博士之助教一人。又置医师，医工佐之，掌教医生——《本草》《甲乙》《脉经》	《唐六典》卷十四《太医署》
				减置按摩博士一人。又置按摩师，按摩工佐之，教按摩生以消息导引之法，除人八疾	《唐六典》卷十四《太医署》

公元	朝　代	建　元	干支	记事	资料来源
627		贞观元	丁亥	伽毗国献郁金香	《本草纲目》卷十四
				甄立言卒。生前著有《本草音义》《本草药性》《古今录验方》	《唐书》卷一百九十一《本传》、卷四十七《经籍志》
629		三	己丑	设诸州治医学	《唐会要》卷八十二《医术》
633	太　宗李世民	七	癸巳	宇文士及卒。生前著有《妆台方》	《旧唐书》卷六十三《本传》、《宋史》卷二百七《艺文》
636		十	丙申	关内、河东大疫	《唐书》卷三十六《五行志》
641		十五	辛丑	三月，泽州疫	同上
				文成公主出嫁吐蕃弄赞，所带中医书，由哈祥马哈德娃和德日马郭吉二人译为藏文	《唐书》卷二百十六《吐蕃传》，青海省中医药研究所《整理研究医史和藏医治疗学》（《光明日报》7.21.1961）

公元	朝 代	建 元	干支	记事	资料来源
624		十六	壬寅	夏，谷、泾、徐、戴、虢五州疫	《唐书》卷三十六《五行志》
				达摩乌长国（在天竺北）遣使献龙脑香	《全唐文》卷九百九十九
				罽宾国遣使献食蛇鼠	《旧唐书》卷一百九十八《罽宾传》、《本草纲目》卷五十一
643	太宗李世民	十七	癸卯	夏，泽、濠、庐三州疫	《唐书》卷三十六《五行志》
				诏三路舶司，番商贩到龙脑、沉香、丁香、白豆蔻四色，并抽解一分	《天下郡国利病书》卷一百二十
				甄权卒。生前撰《脉经》《针方》	《唐书》卷二百零四《本传》
644		十八	甲辰	庐、濠、巴、普、郴五州疫	《唐书》卷三十六《五行志》
				韦慈藏生（？）	宋大仁《韦慈藏传略》（《医学史与保健组织》2.143.1958）
645		十九	乙巳	僧玄奘由天竺回长安，对于中印医药文化交流产生影响	《旧唐书》卷一百九十一《本传》

公元	朝代	建元	干支	记事	资料来源
648	太宗 李世民	二十二	戊申	卿州大疫	《唐书》 卷三十六 《五行志》
				使方士那罗迩婆寐于金飙门造延年之药	《唐会要》 卷八十二 《医术》
650		永徽元	庚戌	七世纪以来，主用海藻、昆布、海带、海蛤等，制成丸散，治疗瘿肿	《外台秘要》 卷二十三、 《备急千金要方》 卷二十四
				《备急千金要方》约在此时成书	《通义堂文集》 卷十一 《千金方考》
652		三	壬子	山西绛州僧，死后解剖有扁体肉鳞之患虫	《肘后备急方》 卷六
653	高宗 李治	四	癸丑	唐律于医药，有合和御药，误不如本方，及封题误，造畜蛊毒以毒药药人，医违方诈疗病，医合药不如方，妇人怀孕犯死罪，拷决孕妇等刑法	《唐律疏义》 卷九、十八、 二十五、二十六、 三十
				禁道士、女冠、僧、尼等，不得为人疗疾	《唐会要》 卷五十 《杂记》
				天花从西东流，遍于海中	《肘后备急方》 卷二

公元	朝代	建元	干支	记事	资料来源
655		六	乙卯	三月，楚州大疫	《唐书》卷三十六《五行志》
656		显庆元	丙辰	高僧那提三藏往昆仑（暹罗）诸国，采取异药（其国产木香、益智子等）未至而返	《续高僧传》二集卷五
657		显庆元	丁巳	许敬宗、吕才、李淳风、孔志约并诸名医等二十人，与苏敬重订《本草》	《唐会要》卷八十二《医术》
658			戊午	诏征孙思邈至	同上
659	高　宗 李　治	四	己未	苏敬、李勣等《新修本草》及《图经目录》成书	《唐书》卷五十九《艺文志》
				能用汞锡银合金，作为齿科之填充剂	《重修政和经史证类备用本草》卷四
662		龙朔二	壬戌	改尚药局为奉医局。咸亨中，复改如初	《唐书》卷四十七《百官志》、《通志》卷五十四《职官略》
667		乾封二	丁卯	拂菻国遣使献底也迦——为含阿片之制剂	《旧唐书》卷一百九十八《拂菻传》
668		总章元	戊辰	杨上善注《黄帝内经太素》	萧延平《黄帝内经太素·例言》

公元	朝代	建元	干支	记事	资料来源
669		二	己巳	李勋卒。生前著有《脉经》	《唐书》卷九十三《本传》、《崇文总目辑释》卷三《医书类》
				《新修本草》东传日本，约在669年到677年之间	何爱华《新修本草》东传日本考（《中华医史杂志》1.55.1982）
675	高宗 李治	上元二	乙亥	王勃卒。生前著有《医语纂要》《八十一难经序文》	《旧唐书》卷一百九十《文苑传》
680		永隆元	庚辰	《千金翼方》约在此时成书	《通义堂文集》卷十一《千金方考》
682		永淳元	壬午	冬，大疫，两京死者，相枕于路	《唐书》卷三十六《五行志》
				孙思邈卒	《旧唐书》卷一百九十一、《唐书》卷一百九十六《本传》
683		弘道元	癸未	秦鸣鹤治风眩疾、头目不能见物，刺百会、脑户两穴而愈	《太平广记》卷二百十八引《谭宾录》
684	中宗 李显	嗣圣元	甲申	李谏议论消渴病，小便至甜	《外台秘要》卷十一

公元	朝代	建元	干支	记事	资料来源
685		垂拱元	乙酉	崔知悌卒。生前著有《纂要方》《骨蒸病灸方》《产图》	《旧唐书》卷四十七《经籍志》、崔知悌对祖国医学的贡献（《人民保健》3.294.1959）
688		四	戊子	鉴真和尚生	宋大仁《中国伟大医药学家画像》
690	武则天	天授元	庚寅	张文仲集当时名医，共撰《疗风气诸方》。以后文仲自撰《随身备急方》。数十年间，诸医咸推张文仲、李虔纵、韦慈藏为首	《旧唐书》卷一百九十一《张文仲传》
				王方庆著《新本草》	《唐书》卷五十九《艺文志》
691		二	辛卯	杨氏阙名著《太仆医方》	同上
693		长寿二	癸巳	朝鲜置针博士，教授中国医学	中国针灸学源流纪略（《中华医史杂志》4.268.1955）
				太常工人安金藏引刀剖腹，医纳五脏，以桑皮线缝之	《资治通鉴》卷二百零五
701		长安元	辛丑	八世纪上叶，曾使用水蛭疗法	《重修政和经史证类备用本草》卷二十二

公元	朝代	建元	干支	记事	资料来源
707	中宗 李显	景龙元	丁未	夏，自京师至山东、河北疫，死者千数	《唐书》卷三十六《五行志》
713	玄宗 李隆基	开元元	癸丑	改医药博士为医学博士，诸州置助教，写《本草》《百一集验方》	《唐书》卷四十九《百官志》
				饮茶成风，自邹齐、沧、棣、渐至京邑城市，多开店铺，煎茶卖之	《封氏闻见记》卷六
				孟铣卒。生前著有《补养方》，后经张鼎增补，改名为《食疗本草》	《旧唐书》卷一百九十一《本传》、《宋以前医籍考》第二十三类
719		七	己未	罽宾国遣使进《天文经》一夹、《秘要方》并番药等物	《旧唐书》卷一百九十八《罽宾传》
720		八	庚申	个失蜜国献胡药	《唐书》卷二百二十一《个失蜜传》
723		十一	癸亥	诸州各置医学博士一员，每州《本草》及《百一集验方》与经史同贮	《唐会要》卷八十二《医术》
				九月，御撰《广济方》，颁行天下	同上

公元	朝代	建元	干支	记事	资料来源
724		十二	甲子	吐火罗国（古之大夏）遣使献胡药乾陀婆罗等三百余品	《册府元龟》卷九百七十一
				大食来献龙脑香	同上
729		十七	己巳	北天竺国三藏沙门僧密多献质汗等药	同上
				吐火罗国使僧难陀献须那伽帝释陵等药	《册府元龟》卷九百七十
730		十八	庚午	波斯进香药、犀牛等	同上
731	玄宗李隆基	十九	辛未	日本仁和寺所藏圣武天皇天治三年抄本《新修本草》，是为本书最古抄本	何爱华《新修本草》东传日本考（《中华医史杂志》1.54.1982）
				长安、洛阳以及其他各州，开始在庙宇设立病坊	任应秋《通俗中国医学史话》
733		二十一	癸酉	征张果。果著有《伤寒论》	黄彭年《畿辅通志》卷一百三十五《艺文略》
734		二十二	甲戌	禁京城乞丐，由病坊收管	《唐会要》卷四十九《病坊》
737		二十五	丁丑	四月，东天竺国三藏大德僧达摩战来献胡药、卑斯比支等，及新呪法、占星记梵本诸方	《册府元龟》卷九百七十一

公元	朝代	建元	干支	记事	资料来源
739		二十七	己卯	二月，敕十万户以上州，置医生二十人，十万户以下置十二人，各于当界巡疗	《唐会要》卷八十二《医术》
				陈藏器著《本草拾遗》，其中始有《罂粟》记载	《重修政和经史证类备用本草·序例》上，《本草纲目》卷二十三
741		二十九	辛巳	韦慈藏卒	《韦慈藏传略》（《医学史与保健组织》2.143.1958）
742	玄 宗 李隆基	天宝元	壬午	颁行《天宝单行方药图》	《重修政和经史证类备用本草·序例》引《本草图经序》
				海内温汤甚众，如新丰、蓝田、岐州、同州、河南、汝州、兖州、邢州等处皆有，并能愈疾	《封氏闻见记》卷七
				杨损之著《删繁本草》	《重修政和经史证类备用本草·序例》上
				徒郁子著《膜外气方》	《普济方》卷一百九十三《膜外气附论》
746		五	丙戌	令郡县长吏选《广济方》录于大板上，就村坊要路榜示	《唐会要》卷八十二《医术》

公元	朝代	建元	干支	记事	资料来源
746		五	丙戌	罽宾遣使献红盐、黑盐、白戎盐、千金藤等物	《册府元龟》卷九百七十一
				陀拔萨惮国（在里海南岸）遣使献千年枣	同上
				魏郡市邸，有胡（阿拉伯人）商市药	《太平广记》卷二十八
748		七	戊子	鉴真和尚于岭南韶州，尝受胡医治疗眼疾	周济《我国传来印度眼科术之史的考察》（《中华医学杂志》22.11.1069.1936）
749	玄宗李隆基	八	己丑	吴兢卒。生前曾撰《五脏论应象》	《唐书》卷五十九《艺文志》、卷一百三十二《本传》
				三月，狮子国献象牙、真珠	《册府元龟》卷九百七十一
750		九	庚寅	王焘著《外台秘要》	原书《自序》
752		十一	壬辰	对于风湿病关节炎，有醋煮葱白热敷法	朱颜《祖国医学关于风湿病的史料》（《医学史与保健组织》3.197.1957）
				鉴真赴日本讲授医学	《医学文化年表》
756	肃宗李亨	至德元	丙申	马和在《平龙认》书中，曾有氧气之记载	《谁最早发现氧气》（《天津晚报》9.16.1961）

公元	朝　代	建　元	干支	记事	资料来源
756		至德元	丙申	白岑著《发背方》	《太平广记》卷二百十九
757		一	丁酉	《黄帝内经太素》约在此时传至日本	何爱华《太素东传日本考》（《中华医史杂志》3.175.1982）
758	肃　宗李　亨	乾元元	戊戌	二月，制自今以后，有以医术入仕者，同明法例处分	《唐会要》卷八十二《医术》
				郑虔著《胡本草》	《唐书》卷五十九《艺文志》、《杜少陵集详注》卷十六《故著作郎贬台州司户荥阳郑公虔》
760		上元元	庚子	正月，王淑奏请自今以后，试医生以医经方术策十道，本草、脉经各二道，素问十道，伤寒论二道，诸杂经方义二道，通七以上留，以下放	《唐会要》卷八十二《医术》
762	代　宗李　豫	宝应元	壬寅	江东大疫，死者过半，城郭邑居为之空虚	《唐书》卷三十六《五行志》、陈鸿墀《全唐文纪事》卷五十二《感遇》

公元	朝 代	建 元	干支	记事	资料来源
762		宝应元	壬寅	王冰注《黄帝内经素问》	《黄帝内经素问·序》
763		广德元	癸卯	鉴真和尚卒于日本	《医学文化年表》
766	代　宗 李　豫	大历元	丙午	有乡葬，安置死人	《中国预防医学思想史》
769		四	己酉	李含光卒。生前著有《本草音义》	《唐书》卷五十九《艺文志》
785		贞元元	乙丑	许咏著《六十四问》	同上
786		二	丙寅	邓思齐献威灵仙草，随编附本草	《唐会要》卷八十二《医术》
790		八	庚午	夏，淮南、浙西、福建道疫	《唐书》卷三十六《五行志》
791	德　宗 李　适	七	辛未	黑衣大食遣使来朝，献大食所产药材，如无名异、阿芙蓉、乳香、麒麟竭、苏合香、阿魏等	《册府元龟》卷九百七十一
794		十	甲戌	崔杭之女，患心痛欲绝。后吐一物，状如虾蟆——虫疾	许叔微《普济本事方》卷七《杂病》
795		十一	乙亥	陆贽著《集验方》	《旧唐书》卷一百三十九《本传》

公元	朝代	建元	干支	记事	资料来源
796	德宗 李适	十二	丙子	二月，颁布《贞元广利方》于州府	《唐会要》 卷八十二 《医术》
805	顺宗 李诵	永贞元	乙酉	贾耽著《备急单方》	《唐书》 卷一百六十六 《本传》
				日本医生菅原清，从唐留学回国	《医学文化年表》
806	宪宗 李纯	元和元	丙戌	夏，浙东大疫，死者过半	《唐书》 卷三十六 《五行志》
				杨归厚著《产乳集验方》	《唐书》 卷五十九 《艺文志》
				薛景晦著《古今集验方》	《唐书》 卷五十九 《艺文志》
				梅彪著《石药尔雅》	朱彝尊 《曝书亭集》 卷四十二 《石药尔雅·跋》
812		七	壬辰	诃陵国（爪哇）舶主献补骨脂丸于郑绚	《普济本事方》 卷七， 《大观本草》 卷九
817		十二	丁酉	二月，柳宗元患脚气，荥阳郑洵美传杉木汤，服之愈	《普济本事方》 卷七

公元	朝　代	建　元	干支	记事	资料来源
820	宪　宗 李　纯	十五	庚子	眼科能装假眼，以珠代之	尤袤 《全唐诗话》 卷四 《崔龊》
827		大和元	丁未	于所在郡邑，标建碑牌，明录徐氏《大和济要方》，以济众要	庞安时 《伤寒总病论》 卷六， 苏子瞻、端明 《辨伤寒论书》
				薛弘庆著《兵部手集方》	《唐书》 卷五十九 《艺文志》
830	文　宗 李　昂	四	庚戌	崔元亮著《海上集验方》	《唐书》 卷五十九 《艺文志》、 卷一百六十四 《本传》
832		六	壬子	春，自剑南至浙西大疫	《唐书》 卷八 《文宗纪》、 卷三十六 《五行志》
835		九	乙卯	郑注著《药方》	《唐书》 卷五十九 《艺文志》
840		开成五	庚申	夏，福、建、台、明四州疫。河北、河南、淮南、浙东蝗疫	《唐书》 卷三十六 《五行志》、 卷八 《武宗纪》

公元	朝代	建元	干支	记事	资料来源
841		会昌元	辛酉	刘禹锡著《传信方》	《唐书》卷一百六十八《本传》、卷五十九《艺文志》
				蔺道人著《仙授理伤续断方》，其中记载骨折脱臼之治疗常规	《仙授理伤续断方·医治补接次第》
844	武宗李炎	四	甲子	我国肉桂输出波斯及阿拉伯	《中西交通史料汇编》第四册《古代中国与伊朗之交通》
845		五	乙丑	销毁庙宇，悲田养病坊因僧人还俗，无人主持，一度影响工作	《旧唐书》卷十八《武宗纪》
846		八	丙寅	两京养病坊，给寺田十顷，诸州七顷，主以耆寿	《唐书》卷五十二《食货志》
847	宣宗李忱	大中元	丁卯	昝殷集产乳备验方药三百七十八首，命曰《产宝》	《郋园读书志》卷六《子部》
				司空舆著《发焰录》	《唐书》卷五十九《艺文志》

公元	朝　代	建　元	干支	记事	资料来源
860		咸通元	庚辰	青萝子著《道光通元秘要术》	《唐书》卷五十九《艺文志》
860	懿　宗 李　漼	咸通元	庚辰	韦宙著《集验独行方》	《唐书》卷一百九十七附《韦月传》、卷五十九《艺文志》
869		十	己丑	宣、歙、两浙疫	《唐书》卷三十六《五行志》
879		乾符六	己亥	在外科手术方面，发明用乳香酒麻醉病人	《太平广记》卷二百十九引《玉堂闲话》
885	僖　宗 李　儇	光启元	乙巳	我国药材出口者，为芦荟、樟脑、肉桂、生姜等	《中西交通史料汇编》第三册《古代中国与阿拉伯之交通》
891		大顺二	辛亥	春，淮南疫，死者十有三四	《唐书》卷三十六《五行志》
894	昭　宗 李　晔	乾宁元	甲寅	雷敩著《炮炙论》	张炳鑫、朱晟《中药炮炙经验介绍》

公元	朝　代	建　元	干支	记事	资料来源
906	哀　帝 李　柷	天祐三	丙寅	《旧唐志》著录医籍为：医术、本草二十五家，养生十六家，病源、单方二家，食经十家，杂经方五十八家，类聚方一家，凡三千七百八十九卷。《新唐志》著录医籍为：明堂经脉类十六家，三十五部，二百三十一卷；医术类六十四家，一百二十部，四千零四十六卷	《旧唐书》卷四十七《经籍志》、《唐书》卷五十九《艺文志》
907				医家少用汤药，盛行煮散	《伤寒总病论》卷六苏子瞻端明《辨伤寒论书》
908	五　代 十　国 （后梁） 太　祖 朱　晃	开平元	丁卯	《日华子本草》，可能在908—923年成书	尚志钧《日华子本草年代的探讨》（《中华医史杂志》2.116.1982）
912		乾化二	壬申	凡有疫之处，委长吏检寻医方，于要路晓示	《旧五代史》卷七《梁太祖纪》
919	末　帝 朱　瑱	贞明五	己卯	前蜀·李珣著《海药本草》	冯汉镛《海药本草作者李珣考》（《医学史与保健组织》2.122.1957）

公元	朝代	建元	干支	记事	资料来源
927	（后唐）明宗李亶	天成二	丁亥	辽，直鲁古为侍医，著《脉诀针灸书》	黄任恒《补辽史艺文志》
930		长兴元	庚寅	陈元集平生所验方七十件，修合药法百件，号曰《要术》，刊石置太原府之左	顾櫰三《补五代史艺文志》
934	末帝李从珂	清泰元	甲午	后蜀·罗普宣著《广正集灵宝方》	《通志》卷六十九《艺文略，医方类》
				后蜀·韩保升等删订《唐本草》与《图经》，并加注释，世称《蜀本草》	《重修政和经史证类备用本草·序例》上
935		二	乙未	诸州府置医博士	《旧五代史》卷四十七《后唐末帝纪》
				萧渊序《褚氏遗书》	《褚氏遗书·序》
936	（后晋）高祖石敬瑭	天福元	丙申	和凝著《疑狱集》，为法医学之始	《四库全书总目提要》卷一百一《法家类》
937		二	丁酉	此时能以刀针，割治瘿瘤	《太平广记》卷二百二十
				陈士良著《食性本草》	《重修政和经史证类备用本草·序例》上

公元	朝 代	建 元	干支	记事	资料来源
937	高 祖 石敬瑭	二	丁酉	南唐·王颜著《续传信方》	《通志》卷六十九《艺文略·医方类》
				南唐·华宗寿著《升元广济方》	同上
947		十二	丁未	契丹主患热病，以冰罨贴胸腹四肢。为我国冰罨疗法之始	《资治通鉴》卷二百八十六
951	（后周）太 祖 郭 威	广顺元	辛亥	服药治病，有鼻饮之法	《太平广记》卷二百二十引《玉堂闲话》
953		三	癸丑	疾疫，死者甚众	《旧五代史》卷一百四十一《五行志》
954		显德元	甲寅	刘翰著《经用方书》《论候》	光绪十年《畿辅通志》卷一百三十五《艺文略》
958	世 宗 柴 荣	五	戊午	占城国贡蔷薇露。我国由此学会蒸制药露方法	范行准《明季西洋传入之医学》卷九
				双冀随封册使到朝鲜，建议高丽王朝仿照中国考试制度，考试内容有医科目	王吉民《祖国医药文化流传海外考》（《医学史与保健组织》1.9.1957）

公元	朝代	建元	干支	记事	资料来源
959	世　宗 柴　荣	六	己未	始以植毛牙刷，清洁牙齿	周应岐《辽代植毛牙刷考》(《中华口腔科杂志》3.159.1956)
				此时医籍著录于史志者，七种	顾櫰三《补五代史艺文志》
961		建隆二	辛酉	占城国贡犀角、象牙、龙脑、香药	《宋史》卷四百八十九《占城国传》
962		三	壬戌	占城国贡象牙二十二株，乳香千斤	《宋史》卷四百八十九《占城国传》
963		乾德元	癸亥	严禁唐、邓民家弃去病者之俗	《续资治通鉴》卷三
965		三	乙丑	《太素脉法》始传于世	《医籍考》卷十二《诊法》
968	宋 （北宋） 太　祖 赵匡胤	开宝元	戊辰	高继冲编录《伤寒论》，但缺乏考证	高保衡、林亿《伤寒论·序》
970		三	庚午	波斯阿布曼肃尔著《药物学大纲》，记载中国黄连可治百病，尤能治眼病。并谓大黄，中国产者用最广	《中西交通史料汇编》第四册《古代中国与伊朗之交通》
971		四	辛未	置市舶司于广、杭、明州，凡大食、古逻、阇婆、占城、勃泥、麻逸、三佛齐诸蕃，并通货易。以金银、瓷器等物，市香药、犀象、珊瑚、琥珀、苏木等	《宋史》卷一百八十六《食货志》

公元	朝代	建元	干支	记事	资料来源
973	太祖赵匡胤	六	癸酉	刘翰、马志、翟煦、张素、王从蕴、吴复珪、王光佑、陈昭遇、安自良等九人，详定《开宝本草》	《重修政和经史证类备用本草·序例》上
974		七	甲戌	李昉、王祐、扈蒙等著《开宝重定本草》	同上
975		八	乙亥	诏以岭表之俗，疾不呼医，自此始知方药。商人赍生药度岭者勿算	《续资治通鉴》卷八
976	太宗赵炅	太平兴国元	丙子	于京师置香药易院，增香之植，听商人市之	《宋会要辑稿》一百四十七册《食货》五十五之二十二
				诏诸蕃国香药珍宝，不得私相市易	《宋史》卷一百八十六《食货志》
977		二	丁丑	勃泥国贡大片龙脑一家底，米龙脑二十家底，苍龙脑二十家底，龙脑版五，玳瑁壳一百，檀香三橛，象牙六株	《宋史》卷四百八十九《勃泥传》
978		三	戊寅	医官院献经验方，集编《圣惠方》	《玉海》卷六十三《艺文艺术》

公元	朝 代	建 元	干支	记事	资料来源
980		五	庚辰	大食国阿维森纳（980—1037）著《医典》，其中有中国脉学之记载	《祖国医药文化流传海外考》（《医学史与保健组织》1.9.1957）
981		六	辛巳	贾黄中等于崇文院编录医书	《玉海》卷六十三《艺文艺术》
				十二月购求医书	《宋史》卷四《太宗纪》
982	太 宗 赵 炅	七	壬午	诏以在京或诸州府人民，或少药物食用，解除海舶输入药物木香等三十七种禁令。并公布乳香等八种药物为官府专卖	《宋会要辑稿》八十六册《职官》四十四之一
				命王怀隐、王祐、郑彦、陈昭遇等，对《太平圣惠方》参对编类	《宋史》卷四百六十一《王怀隐传》
				对风湿病之治疗有芥子泥外敷法	《肘后备急方》卷三引《圣惠方》
984		雍熙元	甲申	大食国献越诺拣香、白龙脑、白砂糖、蔷薇水	《宋史》卷四百九十《大食传》
				日本丹波康赖著《医心方》，其书参考我国隋唐医典，体例准拟《外台秘要》	日人多纪元昕刻《医心方·序》

公元	朝代	建元	干支	记事	资料来源
986		三	丙戌	五月，诸州保送医术人员在太医署校业。同年九月校医术人员优者为翰林学士	《宋史》卷五《太宗纪》
				贾黄中等纂《神医普救方》千卷	《玉海》卷六十三《艺文艺术》
987	太宗赵炅	四	丁亥	遣使分往南海诸蕃国，博买香药、象牙、真珠、龙脑	《宋史》卷一百八十六《食货志》
				王惟一生	宋大仁《宋代伟大针灸学家王惟一的贡献》(《江西中医杂志》2.45.1960)
990		淳化元	庚寅	吴复珪与刘翰同修《太平圣惠方》	《古今图书集成》卷五百二十七《医部·医术名流列传》
992		三	壬辰	京师大热，疫死者甚众	《宋史》卷五《太宗纪》、卷六十七《五行志》
				《太平圣惠方》成书。颁诸州，置医博士掌之	《直斋书录解题》卷十三

公元	朝　代	建　元	干支	记事	资料来源
992		三	壬辰	阇婆国贡檀香、槟榔、龙脑、丁香藤等	《宋史》卷四百八十九《阇婆传》
				掌禹锡生	《宋史》卷二百九十四《本传》、《苏魏公集·掌公墓志》
993		四	癸巳	大食献象牙、乳香、宾铁、蔷薇水	《宋史》卷四百九十《大食传》
994		五	甲午	六月，京师疫。遣太医和药救之	《宋史》卷六十二《五行志》
995	太　宗赵　炅	至道元	乙未	食献龙脑、全腽肭脐、龙盐、银药、白砂糖、千年枣、舶上五味子、舶上扁桃、蔷薇水、乳香山子、白越诺	《宋史》卷四百九十《大食传》
				《至道单方》传于此时	《针灸资生经》卷七引
996		二	丙申	江南频年多疾疫	《宋史》卷六十二《五行志》
				贾黄中卒。因此大索京城医工，凡通《神农本草》《难经》《素问》及善针灸药饵者，校其能否，以补翰林医学及医院祗候	《宋史》卷二百六十五《贾黄中传》《历代职官表》卷三十六

公元	朝　代	建　元	干支	记事	资料来源
997	太　宗 赵　炅	三	丁酉	始置御药院	《历代职官表》 卷三十六 《太医院》
				高若讷生	《宋史》 卷二百八十八 《本传》、 宋祁 《高观文墓志铭》
998	真　宗 赵　恒	咸平元	戊戌	于诸路置病囚院	《续通典》 卷十八 《刑》 十二
				杭、明州各置市舶司，与大食、古逻、阇婆、占城等国交易药材	《永乐大典》 卷一千一百二十四 引《宋会要·职官》四之一
				交趾国贡犀角、象牙	《宋史》 卷四百八十八 《交趾传》
				传说峨眉山人为王旦之子种痘	朱纯嘏 《痘疹定论》 卷二
999		二	己亥	占城国贡香药	《宋史》 卷四百八十九 《占城传》
1000		三	庚子	江南频年旱歉，多疾疫	《文献通考》 卷三百四 《物异》

公元	朝代	建元	干支	记事	资料来源
1001		四	辛丑	丹眉流国贡木香、胡黄连、紫草、苏木、象牙	《宋史》卷四百八十九《丹眉流传》
1003		六	癸卯	京城疫	《宋史》卷七《真宗本纪》
1005		景德二	乙巳	赵自化著《四时养颐录》《名医显秩传》	《宋史》卷四百六十一《赵自化传》、《玉海》卷六十三《艺文艺术》
1006	真　宗赵　恒	三	丙午	禁止用医书与外国交换货物	李涛《北宋时代的医学》(《中华医史杂志》4.212.1953)
1007		四	丁未	盛暑，减京城役工日课之半	《宋史》卷七《真宗本纪》
1008		大中祥符元	戊申	钱惟演著《箧中方》	《医籍考》卷四十五《方论》
1011		四	辛亥	大食国贡琥珀、无名异、蔷薇水	《宋史》卷四百九十《大食传》
1016		九	丙辰	高丽郭元使宋，真宗赐以《太平圣惠方》。此书以后为高丽最重要之基本医方书	刘伯骥《中国医学史》下册第十章

公元	朝　代	建　元	干支	记事	资料来源
1018		天禧二	戊午	占城国贡象牙、玳瑁、乳香、丁香花、豆蔻、笺香、茴香、槟榔	《宋史》卷四百八十九《占城传》
				内出郑景岫《四时摄生论》、陈尧叟《集验方》，示辅臣，命刊板分给天下	《玉海》卷六十三《艺文艺术》
1020	真　宗赵　恒	四	庚申	约在本年前后，京都疳腮流行	《本草纲目》卷二十四《赤小豆》引《朱氏集验方》
				苏颂生	《宋史》卷三百四十《本传》、曾肇《赠司空苏公墓志铭》
1025		天圣三	乙丑	于阗国贡乳香、硼砂	《宋史》卷四百九十《于阗传》
1026	仁　宗赵　祯	四	丙寅	由晁宗悫、王举正校定古代医书	《玉海》卷六十三《艺文艺术》
				王惟一铸腧穴铜人，并著《铜人腧穴针灸图经》。以后又著《难经集注》	《铜人腧穴针灸图经》夏竦序、《玉海》卷六十三《艺文艺术》、《医籍考》卷七

公元	朝代	建元	干支	记事	资料来源
1027		五	丁卯	夏、秋大暑，毒气中人	《宋史》卷六十二《五行志》
				国子监将校定《黄帝内经素问》《难经》《诸病源候论》摹印颁行。并由宋绶撰《病源》序	《玉海》卷六十三《艺文艺术》
1029		七	己巳	以《铜人腧穴针灸图经》分赐诸州	同上
1030		八	庚午	高丽国贡人参、硫黄	《宋史》卷四百八十七《高丽传》
1031	仁　宗赵　祯	九	辛未	沈括生	《宋史》卷三百十一附《遘传》、胡道静《沈括事略》
1032		明道元	壬申	钱乙生	贾福华《钱乙的生卒年限考》（《江苏中医》6.33.1965）
				辽·耶律庶成译方脉书，民间始知注意切脉审药	《辽史》卷八十九《耶律庶成传》
1033		二	癸酉	南方大旱，因饥成疫，死者十有二三	《文献通考》卷三百四《物异》

公元	朝代	建元	干支	记事	资料来源
1034		景祐元	甲戌	许希著《神应针经要诀》	《宋史》卷四百六十二《许希传》
1035		二	乙亥	丁度等校正《素问》	《玉海》卷六十三《艺文艺术》
1039		宝元二	己卯	翰林医官院使始立副使	《历代职官表》卷三十六《太医院》
1041		庆历元	辛巳	王尧臣奉诏撰《崇文总目》，著录医籍三百零二部，二千一百零六卷	王尧臣等编次、钱东垣等辑释《崇文总目》卷三
1042	仁　宗赵　祯	二	壬午	庞安时生	《宋史》卷四百六十二《方技传》
1044		四	甲申	国子监选医学教员，指定处所讲《素问》《难经》等书	《宋会要辑稿》七十二册《职官》二十二之三十四
1045		五	乙酉	此时有五脏画图	《续资治通鉴》卷四十七
1046		六	丙戌	何希彭编《圣惠选方》，为当时简易读本	《医籍考》卷四十五《方论》
1047		七	丁亥	王衮著《博济方》	《直斋书录解题》卷十三

公元	朝代	建元	干支	记事	资料来源
1048		八	戊子	发布《庆历善救方》	《续资治通鉴》卷四十九
1049		皇祐元	己丑	河北疫，遣使颁药	《续资治通鉴》卷五十
1050		二	庚寅	辽以将策进士，命医者不得应举	《续资治通鉴》卷五十一
1051	仁　宗赵　祯	三	辛卯	命医官使周应编《简要济众方》，五月颁行。命州县长吏，按方剂救民疾	《宋史》卷十二《仁宗本纪》、《玉海》卷六十三《艺文艺术》
				南方州军，连年疾疫瘴疠，其尤甚者，一州有死十余万人	《外台秘要》卷前皇祐三年《劄子》
				孙兆校勘《外台秘要》	同上
1054		至和元	甲午	京师大疫	《续资治通鉴》卷五十四
1055		二	乙未	诏试医官，须引医经、本草以对	《宋史》卷十二《仁宗本纪》
				高若讷卒。生前著有《素问误文阙义》	《宋史》卷二百八十八《本传》、宋祁《高观文墓志铭》
1056		嘉祐元	丙申	高保衡、林亿同校正《黄帝内经》	高保衡、林亿《重广补注黄帝内经素问·序》

公元	朝代	建 元	干支	记事	资料来源
1056		嘉祐元	丙申	文彦博者《节要本草图》《药准》	《直斋书录解题》卷十三、《医籍考》卷十一《本草》
1057	仁 宗 赵 祯	二	丁酉	诏翰林医官院自直院以下，自今以一百四十二人为额	《宋会要辑稿》七十九册《职官》三十六之九十七
				置校正医书局于编集院，以掌禹锡、林亿校理，张洞校勘，苏颂等并为校正，后又命孙奇、高保衡、孙兆同校正	《直斋书录解题》卷十三
				由掌禹锡、林亿、张洞、苏颂共同校正《神农本草》《灵枢》《太素》《甲乙经》《素问》《广济》《千金》《外台》等书	《重修政和经史证类备用本草·序例》上引《补注总叙》、卷末引补注本草奏敕
				掌禹锡、林亿、苏颂等始辑《嘉祐补注本草》。诏蕃夷所产药，即令询问榷场市舶商客，亦依此供析（如收采时月，所用功效）。由于吸取外来经验，丰富我国本草知识	《重修政和经史证类备用本草》卷末引嘉祐补注本草奏敕

公元	朝代	建元	干支	记事	资料来源
1060	仁宗 赵祯	五	庚子	京师民疫	《续资治通鉴》 卷五十八
				规定太医局学生人数，以一百二十人为额。内分九科：大方脉、风、小方脉、产、眼、疮肿、口齿兼咽喉、金镞兼书禁、疮肿兼折伤	《宋会要辑稿》 七十二册 《职官》 二十二之三十六
				《嘉祐补注本草》成书	《重修政和经史证类备用本草》卷末引补注本草奏敕
1061		六	辛丑	由各地绘图呈送所产药物，并由苏颂编成《图经本草》	《重修政和经史证类备用本草·序例》上《本草图经序》
1063		八	癸卯	孙兆、单骧校正医书	《续资治通鉴》 卷六十一
				丁德用撰《难经补注》	《直斋书录解题》 卷十三
1064		治平元	甲辰	虞庶撰《难经注》	《难经本义》 卷首引用诸家姓名
1065	英宗 赵曙	二	乙巳	二月，孙兆等校勘《外台秘要》已竣	《外台秘要》 卷前 《劄子》
				刻印《伤寒论》	成无己 《注解伤寒论》 附录 宋代刻印伤寒论敕文

公元	朝　代	建　元	干支	记事	资料来源
1066		三	丙午	高保衡、孙奇等校定《备急千金要方》已竣	《校定备急千金要方后序》
1067	英　宗 赵　曙	四	丁未	罢诸州岁贡饮食果药	《续资治通鉴》卷六十五
				王惟一卒	《宋代伟大针灸学家王惟一的贡献》（《江西中医杂志》2.45.1960）
1068	神　宗 赵　顼	熙宁元	戊申	于阗国每一二岁贡乳香、木香、琥珀、腽肭脐、水银、鸡舌香	《宋史》卷四百九十《于阗传》
				阇婆国贡方物，中有摩娑石二块，解毒极验	沈括《补笔谈》卷三《药议》
				医官马世辰往高丽国治病	庞元英《文昌杂录》卷六
				高保衡、林亿校定《脉经》	《脉经》高保衡等序
				刘彝著《赣州正俗方》	《宋史》卷三百三十四《本传》
				宋迪著《阴毒形证诀》	《医籍考》卷二十九《方论》
				宋堪著《指南方》	《医籍考》卷四十七《方论》

公元	朝 代	建 元	干支	记事	资料来源
1068		熙宁元	戊申	掌禹锡卒	《宋史》卷二百九十四《本传》、《苏魏公集·掌公墓志》
				杨介生	宋大仁《宋代医学家杨介对于解剖学的贡献》(《中医杂志》4.283.1958)
1069		二	己酉	高保衡、林亿、孙奇校正《黄帝针灸甲乙经》	《甲乙经·序例》
1072	神　宗赵　顼	五	壬子	占城国贡龙脑、乳香、丁香、毕澄茄等	《宋史》卷四百八十九《占城传》
1075		八	乙卯	南方大疫。两浙贫富皆病，死者十有五六	《梦溪笔谈》卷二十《神奇》
1076		九	丙辰	置太医局。改革医学教育采用"三舍法"，令学生三百人分习各科	《宋史》卷一百六十四《职官志》、《玉海》卷六十三《艺文艺术》
				京师开封道设医局熟药所	《宋会要辑稿》七十四册《职官》二十七之十一

公元	朝 代	建 元	干支	记事	资料来源
1076		九	丙辰	刘元宾著《脉要新括》	《脉要新括·自序》
1077		十	丁巳	注辇国献白梅花脑、乳香、蔷薇水、木香、阿魏、硼砂、丁香	《宋史》卷四百八十九《注辇国传》
1078	神 宗赵 顼	元丰元	戊午	禁止用医书与外国交换货物	《北宋时代的医学》(《中华医史杂志》4.212.1953)
				高丽国求医药，遣医官邢慥往之	《高丽图经》卷二、《中国医学史简编》附七
				邕州疫疠	《宋会要辑稿》五十二册《瑞异》二之三十四
				陈直著《养老奉亲书》	《直斋书录解题》卷十三
				董汲著《脚气治法总要》	《四库全书总目提要》卷一百三《医家类》
1079		二	己未	许叔微生	叶劲秋《许叔微本事》(《医学史与保健组织》4.297.1957)
1080		三	庚申	高丽国复来求医，遣王舜携医同往	《文昌杂录》卷四

公元	朝代	建元	干支	记事	资料来源
1085	神宗赵顼	八	乙丑	《太医局方》八卷成书。先是诏天下医生各以得效秘方进，下太医局验试，模本传于世	《中西医话》卷二
				吕惠卿刻《孙氏传家秘宝方》	《直斋书录解题》卷十三
1086	哲宗赵煦	元祐元	丙寅	司马光罢斥新法，医学三舍法亦被废止	《宋史》卷三百三十六《司马光传》
				陈承著《本草别说》	《本草纲目》卷一《序例》上《历代诸家本草》
				唐慎微著《经史证类备急本草》	钱大昕《十驾斋养新录》卷十四
				韩祗和著《伤寒微旨论》	《四库全书总目提要》卷一百三《医家类》
				浙中澡面浣衣，皆用肥皂	庄季裕《鸡肋编》卷上
				后苑银作镀金，为水银所熏，头手俱颤；又贾谷山采石人，石末伤肺。此为有关职业病之记载	孔平仲《谈苑》卷三

公元	朝代	建元	干支	记事	资料来源
1086		元祐元	丙寅	方勺著《泊宅编》，载罂粟治痢方，从此罂粟壳之止痢功能始为人所重	《医说》卷六《罂粟治痢》
1088		三	戊辰	刻印小字《伤寒论》	《注解伤寒论》附录宋代刻印伤寒论敕文
1090	哲　宗赵　煦	五	庚午	祁、黄二郡人，自春至秋，患急喉痹，死者十有八九	《续名医类案》卷十八《咽喉类》
				通真子著《补注王叔和脉诀》	《补注王叔和脉诀·序》
1092		七	壬申	高丽黄宗悫来献《黄帝针经》	《宋史》卷四百八十七《高丽国传》
				陈承著《重广补注神农本草并图经》	《重修政和经史证类备用本草·序例》上引林希序
1093		八	癸酉	正月庚子，诏颁高丽所献《黄帝针经》于天下	《宋史》卷十七《哲宗纪》
				董汲著《小儿斑疹备急方论》，为我国小儿急性斑疹热专书之始	《小儿斑疹备急方论》钱乙后序

公元	朝代	建元	干支	记事	资料来源
1094		绍圣元	甲戌	京师疾疫，太医局熟药所派遣医官至病家诊视，给散汤药	《宋会要辑稿》七十四册《职官》二十七之十五
1095		二	乙亥	十一世纪前后，火葬之风盛行	洪迈《容斋续笔》卷十三
				洪州（南昌）夏有制售驱蚊药者	《夷坚志·乙志》卷七
				沈括卒。生前著有《良方》《灵苑方》	胡道静《沈括事略》
1096	哲　宗赵　煦	三	丙子	王蘧著《发背方》（又名《经效痈疽方》）	《普济本事方》卷六
1097		四	丁丑	初虞世著《养生必用书》	《直斋书录解题》卷十三
1098		元符元	戊寅	杨子建著《十产证论》	《医籍考》卷七《医经》七杨玄操《难经注》
1099		二	己卯	庞安时卒	《宋史》卷四百六十二《方技传》、张耒《庞安时墓志》
				刘温舒著《素问入式运气论奥》	《素问入式运气论奥·自序》

公元	朝 代	建 元	干支	记事	资料来源
1100	哲 宗 赵 煦	三	庚辰	三月，太医局差医生分诣间巷医治民病	《宋会要辑稿》一百五十册《食货》五十九之五
				自11世纪以后，医家已多用家畜之肝医治雀目	《圣济总录》卷一百一十《雀目类》
				黄庭坚序刊庞安时《伤寒总病论》	《伤寒总病论》黄庭坚序
1101		建中靖国元	辛巳	苏颂卒	《宋史》卷三十四本传、曾肇《赠司空苏公墓志铭》
1102	徽 宗 赵 佶	崇宁元	壬午	太医局改隶国子监，置博士	《宋史》卷一百五十七《选举志》
				置安济坊以养病者，仍令诸州县并置	《续资治通鉴》卷八十八
				京东旧有名医，郓州尤盛，其学皆有师承	吕本中《东莱吕紫微师友杂说》
				汴梁有专科医，如石鱼儿、班防御、银孩儿、柏郎中家，医小儿；大鞋任家，产科。药铺有李生菜小儿药铺等	孟元老《东京梦华录》卷二、三

公元	朝　代	建　元	干支	记事	资料来源
1103		二	癸未	恢复医学三舍法	《宋会要辑稿》五十五册《崇儒》三之十一
				何执中建议于天下各处设熟药所。从之	《宋会要辑稿》七十四册《职官》二十七之十七
				杭州，设病坊	《宋会要辑稿》一百六十册《食货》六十八之一百二十九
1104	徽　宗赵　佶	三	甲申	复置太医局	《宋史》卷十九《徽宗本纪》
				置漏泽园（掩骼埋胔之所）	《续资治通鉴》卷八十八
				郭雍生	《宋史》卷四百五十九《隐逸传》
1106		五	丙戌	罢书、画、算、医四学	《续资治通鉴》卷八十九
				省内外冗官，罢医官兼宫观者	《宋史》卷二十《徽宗本纪》
				杨介编《存真图》。当泗州刑人时，郡守遣医与画工往视，曲折图之，介校以古书，无少异者	晁公武《郡斋读书志》卷十五《医家类》

公元	朝代	建元	干支	记事	资料来源
1107	徽宗 赵佶	大观元	丁亥	复医学	《续资治通鉴》卷九十
				"丹剂"之名称和形成，始于此时，影响后代广泛使用	朱晟《医药上丹剂和炼丹术的历史》（《中华医学杂志》6.561.1956）
				陈师文、陈承、裴宗元校正《太平惠民和剂局方》	《玉海》卷六十三《艺文艺术》
				朱肱著《类证活人书》	《类证活人书·自序》
1108		二	戊子	校刊唐慎微《经史证类备急本草》于书名上，加当时纪元"大观"二字	《经史证类备急本草》艾晟序
1109		三	己丑	江东疫	《宋史》卷六十二《五行志》
1110		四	庚寅	医学生并入太医局	《续资治通鉴》卷九十
1111		政和元	辛卯	骆龙吉著《内经拾遗方论》（后至明万历己亥刘裕德又加增补）	《内经拾遗方论》刘裕德序
1112		二	壬辰	《圣济总录》约于此时成书	《医籍考》卷四十七《方论》

公元	朝 代	建 元	干支	记事	资料来源
1112		二	壬辰	卢昶校正《和剂局方》，昶曾著《伤寒片玉集》《医镜》	缪荃孙等纂修《顺天府志》卷一百八《人物志·方技》
1113	徽 宗 赵 佶	大观元	丁亥	复置医学三	《宋史》卷二十一《徽宗本纪》
				诏天下贡医士	《续资治通鉴》卷九十一
				诏知州通判官吏，并舶司使臣等，毋得市蕃商香药禁物	《宋史》卷一百八十六《食货志》
				江东旱疫	《文献通考》卷三百四《物异考》
				钱乙卒	《钱乙的生卒年限考》（《江苏中医》6.33.1965）
1114		四	甲午	置保寿粹和馆，以养宫人有疾病者	《宋史》卷二十一《徽宗本纪》
				将两修合药所，改名为医药和剂局；五出卖药所，改为医药惠民局	《宋会要辑稿》七十四册《职官》二十七之二十一
				诏天下应有奇方善术，许申纳本州缴进	《宋大诏令集》卷二百十九《医方类》

公元	朝代	建元	干支	记事	资料来源
1115		五	乙未	令诸州县置医学，立贡额	《续资治通鉴》卷九十
				金，设太医院，分为十科，额五十人	《续文献通考》卷五十六《职官》六《太医院》
1116	徽宗赵佶	六	丙申	曹孝忠等校正刊行《经史证类备急本草》，遂改名为《政和本草》	《重修政和经史证类备用本草》曹孝忠序
				寇宗奭著《本草衍义》	《重修政和经史证类备用本草·序例》上引寇氏总序
1117		七	丁酉	十月一日公布次年运历，示民预防疾病	《宋会要辑稿》五十三册《运历》一之三（五运）
1118		重和元	戊戌	诏以《内经》考其常，以《天元玉册》极其变	《玉海》卷六十三《艺文艺术》
				刊正《内经》	同上
				颁《圣济经》于天下学宫	《续资治通鉴》卷九十三
				派兰苗等往高丽教授医学，二年始还。高丽由是通医者众	《高丽图经》卷十六

公元	朝代	建元	干支	记事	资料来源
1119	徽 宗 赵 佶	宣和元	己亥	医官自和安大夫至翰林医官，凡一百十七人，直局至祗候，凡九百七十九人，极为冗滥	洪迈《容斋三笔》卷十六
				阎孝忠集《钱乙小儿药证直诀》	《直斋书录解题》卷十三
				王贶著《济世全生指迷方》	同上
1120		二	庚子	八月，减定医官额	《续资治通鉴》卷九十三
				罢医、算学	同上
				金·刘完素生	龚纯、马堪温《民间医生刘完素》（《中华医史杂志》3.162.1954）
1122		四	壬寅	辽，置翰林医官	《辽史》卷四十七《百官志》
1123		五	癸卯	马丹阳生	康熙十七年《莱阳县志》卷十《艺文》张仲寿撰《马丹阳归葬记》
1124		六	甲辰	郭思将《千金宝要》刊石华州公署	《千金宝要·自序》

公元	朝代	建元	干支	记事	资料来源
1126	钦 宗 赵 桓	靖康元	丙午	张涣著《小儿医方妙选》。涣，五世为小儿医，未尝改科	《直斋书录解题》卷十三
1127		建炎元	丁未	三月，金人围汴京，城中疫死者几乎半数	《宋史》卷六十二《五行志》
				临安刷新匾榜，有人取"干湿脚气四斤丸，偏正头风一字散"作对，反映当时"脚气""头风"盛行	陆游《老学庵笔记》卷八
				临安每遇新春，有淘渠人，沿门清理地沟	《梦梁录》卷十三
	（南宋） 高 宗 赵 构			临安街道，每日有人扫除垃圾及清除住户粪便	《梦梁录》卷十三
				杭州城有专门以挑疥虫为业者，治疗疥疮	周密《武林旧事》卷六
1128		二	戊申	庄绰著《膏肓腧穴灸法》	《膏肓腧穴灸法·自序》
1129		三	己酉	罢内香药库，以其物归左脏	《续资治通鉴》卷一百零五
				虏骑破淮，疫疠大作	《伤寒九十论·风温四十四》
1131		绍兴元	辛亥	六月，浙西大疫，平江府以北流尸无算。绍兴府连年大疫	《宋史》卷六十二《五行志》

公元	朝代	建元	干支	记事	资料来源
1131	高宗 赵构	绍兴元	辛亥	凡无依及流离病患之人，发入养济院看治	《宋会要辑稿》 一百五十册 《食货》 六十之七
				钱闻礼著《类证增注伤寒百问歌》	《古今医统》 卷一 《名医姓氏》
				郭稽中辑补《妇人产育保庆方》	《四库全书总目提要》 卷一百三 《医家类》
				王俣著《编类本草单方》	《医籍考》 卷四十八 《方论》
1132		二	壬子	定医官为八十五员。礼部请以四十三员为额	《玉海》 六十三 《艺文艺术》
				会稽时行痢疾	《续名医类案》 卷八 《痢类》
				许叔微著有《注解伤寒百证歌》《伤寒发微论》《伤寒九十论》	《古今图书集成》 卷五百二十八 《医部·医术名流列传》
1133		三	癸丑	二月，永州疫	《宋史》 卷六十二 《五行志》

公元	朝代	建元	干支	记事	资料来源
1133		三	癸丑	经市舶司与大食人交易药材，其中如朱砂、人参等药品，由大食商人船只运往欧非等国	《宋会要辑稿》八十六册《职官》四十四之十七、之二十一
				张锐著《鸡峰普济方》	《直斋书录解题》卷十三
1135	高宗赵构	五	乙卯	王克明卒	《宋史》卷四百六十二《本传》
				金，诏中外公私禁酒	《续资治通鉴》卷一百十五
				齐·刘豫刊行《安骥集》	《四库全书总目提要》卷一百五《医家类存目》
1136		六	丙辰	四川疫	《宋史》卷六十二《五行志》
				于临安设太医局熟药东、西、南、北四所。一所以和剂局为名，辨验药材，并建立轮流值宿制度	《宋会要辑稿》七十四册《职官》二十七之六十五
1137		七	丁巳	牙科已能植牙（镶牙）	楼钥《攻媿集》卷七十九《杂著·赠种牙陈安上》

公元	朝 代	建 元	干支	记事	资料来源
1138		八	戊午	金，医散官从四品而下，立二十五阶	《文献通考》卷六十二《职官》十二《医散官》
				金，时疫肬腊肿毒（鼠疫）流行，岭北、太原、燕蓟互相传染，多至死亡	《普济方》卷二百七十九《毒肿类》
1139	高　宗赵　构	九	己未	京师大疫，汗、下皆死，服五苓散可愈	《三因极一病证方论》卷六
				秋冬之间，湖北牛马皆疫，牛死者十有八九，而鄂州界獐鹿、野猪、虎、狼皆死，至于蛇虺僵于路旁	《鸡肋编》卷下
1140		十	庚申	杨介卒（？）	《宋代医学家杨介对于解剖学的贡献》（《中医杂志》4.283.1958）
1142		十二	壬戌	成无己著《伤寒明理论》	《伤寒明理论》严器之序
1143		十三	癸亥	临安府将近城寺院充安济坊，居留无依病人。差医人专门看治，供给汤药，并令各地如此实行	《宋会要辑稿》一百五十册《食货》六十之九

公元	朝代	建元	干支	记事	资料来源
1144		十四	甲子	临安府及诸州郡，复置漏泽园	《续资治通鉴》卷一百二十六
				成无己撰《注解伤寒论》	《注解伤寒论》严器之序
				金·杨用道著《附广肘后方》	《附广肘后方·自序》
1146		十六	丙寅	夏，行都疫	《宋史》卷六十二《五行志》
				分遣医官，循行临安疗病者，至秋乃止。后以为例	《续资治通鉴》卷一百二十七
1147	高宗赵构	十七	丁卯	张致远著《瘴论》	《宋史》卷二百零七《艺文志》、卷三百七十六《本传》
1148		十八	戊辰	临安熟药所改为太平惠民局	《玉海》卷六十三《艺文艺术》
1149		十九	己巳	金，大疫，广平尤甚	《金史》卷一百三十一《李庆嗣传》
				朱同言岭南无医，民病多死，请取古今名方治瘴气者，集为一书，颁下本路。从之	《续资治通鉴》卷一百二十八

公元	朝　代	建　元	干支	记事	资料来源
1149		十九	己巳	陈旉《农书》内，记录农村对于垃圾粪便之合理处理和利用	《农书》卷上《粪田之宜篇》第九
1150	高　宗 赵　构	二十	庚午	皖，无为县方梓患红丝疮而死（淋巴管炎）	《幼科准绳》集之三《疮疡类》
				刘昉著《幼幼新书》，书中记载婴儿保育法、新生儿疾病、发育异常、消化系统等疾病，为当时我国和世界最丰富之儿科学	《幼幼新书》李庚序
				许叔微著《类证普济本事方》	《四库全书总目提要》卷一百三《医家类》
1151		二十一	辛未	诸路常平司将各府、州、军熟药所，并改称太平惠民局	《宋会要辑稿》七十四册《职官》二十七之六十七
				十二月十七日，将太平惠民局监本药方，印颁诸路	《玉海》卷六十三《艺文艺术》
1152		二十二	壬申	诏差官遍诣城内外看诊给药。其诸路州、军，亦有岁赐合药钱数，许军民请服	《宋会要辑稿》七十九册《职官》三十六之一百零四

公元	朝　代	建　元	干支	记事	资料来源
1155		二十五	乙亥	占城国贡沉笺等香万余斤，乌里香五万五千余斤，还有犀角、象牙、玳瑁等	《续资治通鉴》卷一百三十
				史崧著《灵枢经音释》	《灵枢经音释·自序》
1156	高　宗 赵　构	二十六	丙子	夏，行都又疫。以柴胡制药，活者甚众	《宋史》卷六十二《五行志》
				亡名氏著《小儿卫生总微论方》	原书何大任《序》
				金·成无己，时年九十余	《伤寒明理论·张孝忠跋》
				张从正生（？）	《中国伟大医药学家画像》
1159		二十九	己卯	王继先上《绍兴校定本草》	《直斋书录解题》卷十三
1163	孝　宗 赵　眘	隆兴元	癸未	省并医官，而罢局生。续依虞允文请，仍旧存留医学科，不置局，权令太常寺掌行	《宋史》卷一百六十四《职官》
				诏和剂局所管贵重药材，不许偷窃，由监官亲事提检罪责。局内若有缘事入局，食用药物时，许人告发	《宋会要辑稿》七十四册《职官》二十七之六十七

公元	朝代	建元	干支	记事	资料来源
1163		隆兴元	癸未	戎州其俗尚巫。周湛刊方书于石，自是始用医，病者得活	李元纲《厚德录》卷三
				金，曾置惠民司，掌修合发卖汤药，至是有司奏请裁撤。不允	《续文献通考》卷五十六《职官》六《太医院》
				金·宋云公著《伤寒类证》	《伤寒类证·自序》
1164	孝宗赵昚	二	甲申	两淮疫疠盛行，赈药剂四万帖	《宋会要辑稿》一百五十册《食货》五十九之四十一
1165		乾道元	丁酉	置职医助教，京府州县名额各异，试所习方书	《医经正本书》第二
				行都及绍兴府、浙东、浙西大疫	《宋史》卷六十二《五行志》
				东轩居士《卫济宝书》可能成于此时。该书第一次提出"癌"字，并描绘其症状	《卫济宝书》卷上
				何滋著《伤寒辨疑》	《医籍考》卷三十一《方论》

公元	朝　代	建　元	干支	记事	资料来源
1165		乾道元	丁酉	钱竽著《海上方》	《直斋书录解题》卷十二
				郑春敷著《女科济阴要语万金方》	《中国医学书目续编》（女科）
1166		二	丙戌	李知先著《活人书括》	《活人书括·自序》
1167	孝　　宗 赵　　眘	三	丁亥	自建隆元年，至此二百余年，占城国入贡，凡三十次，其间载有药物者，达十七次	穆德全《宋代以前的外来药物及其在方剂中的应用》（《上海中医药杂志》9.390.1957）
				自开宝四年至此，大食进贡，凡四十九次，其中载有药物达十次	同上
1170		六	庚寅	春，民以冬燠疫作	《宋史》卷六十二《五行志》
				洪遵刊《洪氏集验方》，其中已记载用樟脑治疗干癣	《洪氏集验方》卷四
1171		七	辛卯	十二月，罢太医局	《宋史》卷二十四《孝宗本纪》
1172		八	壬辰	行都民疫，及秋未息；江西饥，民大疫；隆兴府民疫	《宋史》卷六十二《五行志》
				金·刘完素著《宣明论方》	《宣明论方·自序》

公元	朝　代	建　元	干支	记事	资料来源
1173		九	癸巳	汤尹才著《伤寒解惑论》	《伤寒解惑论·自序》
				郑樵卒。生前著有《本草成书》《鹤顶方》	《宋史》卷四百三十六《儒林传》、《医学入门》卷首
				王宗正撰《难经注义》	《难经本义》卷首
1174	孝　宗 赵　昚	淳熙元	甲午	祝由科书约传于此时	《清稗类钞·艺术类》
				陈言著《三因极一病证方论》	《三因极一病证方论·自序》
				崔嘉彦著《脉诀秘旨》	《医籍考》卷十八《诊法》
				郑端友著《全婴方论》	《医籍考》卷七十四《方论》
1175		二	乙未	七月，复置太医局	《宋史》卷三十六《孝宗本纪》
				金·纪天锡，撰《集注难经》，授医学博士	《金史》卷一百三十一《方技传》
1176		三	丙申	鼻闻臭秽，能致温疫传染，已为当时注意	《医经正本书》第十二

公元	朝　代	建　元	干支	记事	资料来源
1176		三	丙申	程迥著《医经正本书》	《医经正本书·自序》
1177		四	丁酉	真州大疫	《宋史》卷六十二《五行志》
1178	孝　宗　赵　昚	五	戊戌	自建隆元年至此二百十八年中，外国来朝贡者，六百三十三次。其中有明确记载药物者，凡九十八次	《宋代以前的外来药物及其在方剂中的应用》(《上海中医药杂志》9.388.1957)
				魏了翁生	《宋史》卷四百三十七《儒林传》
				杨倓著《杨氏家藏方》	《医籍考》卷四十八《方论》
1180		七	庚子	李杲生	《四库全书总目提要》卷一百四《医家类》
				吴彦夔著《传信适用方》	《四库全书总目提要》卷一百三《医家类》
				陆游著《续集验方》	《医籍考》卷四十八《方论》

公元	朝　代	建　元	干支	记事	资料来源
1181		八	辛丑	军民多有疾疫，医官局差医官巡门诊视，用药给散	《宋会要辑稿》一百四十九册《食货》五十八之十四
				行都大疫，禁旅多死。宁国府民疫，死者尤众	《宋史》卷六十二《五行志》
				郭雍著《伤寒补亡论》	《伤寒补亡论·自序》
1183	孝　宗赵　眘	十	癸卯	宋慈生	《后村先生大全集》卷一百五十九《宋经略墓志铭》
				马丹阳卒	康熙十七年《莱阳县志》卷十《艺文》张仲寿撰《马丹阳归葬记》
1184		十一	甲辰	朱端章著《卫生家宝方》《卫生家宝产科方》《卫生家宝小儿方》	《医籍考》卷四十八《方论》、卷七十二《方论》、卷七十四《方论》
1186		十三	丙午	张元素著《洁古珍珠囊》	《本草纲目》卷一《序例》

公元	朝代	建元	干支	记事	资料来源
1186		十三	丙午	刘完素著《素问病机气宜保命集》	《素问病机气宜保命集·自序》
				亡名氏著《补注铜人腧穴针灸图经》	《医籍考》卷二十一《明堂经脉》
				叶大廉著《录验方》	《医籍考》卷四十八《方论》
1187	孝　　宗　赵　　昚	十四	丁未	都民禁旅大疫。浙西郡国亦疫	《宋史》卷六十二《五行志》
				和剂局取拨合用汤药，由本地医生沿门散发有病军民	《宋会要辑稿》一百四十九册《食货》五十八之十七
				郭雍卒	《宋史》卷四百五十九《隐逸传》
1189		十六	己酉	潭州疫	《宋史》卷六十二《五行志》
				张杲著《医说》	《医说》罗颀序
1190	光　　宗　赵　　惇	绍熙元	庚戌	金，征聘天下深通医者	乾隆二十五年《泰安府志》卷二十七《艺文》

公元	朝 代	建 元	干支	记事	资料来源
1190		绍熙元	庚戌	陈自明生（？）	高德明《我国古代的妇产科专家陈自明》（《中医杂志》6.431.1958）
1191	光 宗 赵 惇	二	辛亥	太医局程文刊行	《四库全书总目提要》卷一百三《医家类》
				涪州疫，死数千人	《宋史》卷六十二《五行志》
1192		三	壬子	资、荣二州大疫	《宋史》卷六十二《五行志》
1194		五	甲寅	金，置御药院。设提点、直长，掌进御汤药	《金史》卷五十六《百官志》
				在临床上，伤科应用夹板。实际可能比记载还早	《医说》卷七《打扑损伤》
1195	宁 宗 赵 扩	庆元元	乙卯	保护婴孩，诸路提举司，置广惠仓，修胎养令	《宋史》卷三十七《宁宗本纪》
				行都疫	《宋史》卷六十二《五行志》

公元	朝代	建元	干支	记事	资料来源
1195		庆元元	乙卯	窦杰生（?）	宋大仁《金代杰出的针灸学家窦汉卿》（《哈尔滨中医》6.65.1962）
				张允蹈著《外科保安要用方》	《宋史》卷二百七《艺文》
1196	宁　宗赵　扩	二	丙辰	五月，行都疫	《宋史》卷六十二《五行志》
				日本僧明庵荣西携茶种归国，吃茶之风，遂传入日本	王辑五《中国日本交通史》
				李迅著《集验背疽方》	《四库全书总目提要》卷一百三《医家类》
				王璆著《是斋百一选方》	《是斋百一选方》章楫序
				郭坦著《备全古今十便良方》	《医籍考》卷四十九《方论》
1197		三	丁巳	三月，行都及淮浙郡县疫	《宋史》卷六十二《五行志》
				方导著《家藏集要方》	《医籍考》卷四十九《方论》

公元	朝代	建元	干支	记事	资料来源
1198		四	戊午	蔡元定卒。生前著有《脉经》	《宋史》卷四百三十四《儒学传》、《宋以前医籍考·脉经类》
1199		五	己未	久雨，民疫	《续资治通鉴》卷一百五十五
1200	宁宗 赵扩	六	庚申	在十二世纪中，对破伤风致病原因，已有认识	《素问病机气宜保命集·破伤风论第十二》
				张杲对于天花、水痘二症，已能鉴别清楚	《医说》卷十《疮疹有表里证》
				刘完素卒（？）	《民间医生刘完素》（《中华医史杂志》3.162.1954）
				王好古生（？）	李涛《金元时代的医学》（《中华医史杂志》2.90.1954）
1201		嘉泰元	辛酉	金，修新律成，名曰《泰和律义》，其中有《医疾令》	《续资治通鉴》卷一百五十六
1202		二	壬戌	金，四月，民多疫疠	《普济方》卷一百五十一《时气疫疠门》
1203		三	癸亥	五月，行都疫	《宋史》卷六十二《五行志》

公元	朝代	建元	干支	记事	资料来源
1203		三	癸亥	太医局选采民间常用验方，集印成册，颁布诸路监司，行之州县，广为传播	《宋会要辑稿》一百四十九册《食货》五十八之二十五
1207		开禧三	丁卯	金，境内瘴疠杀人，莫知其数，昏瞀懊忱，死者十有八九	张从正《儒门事亲》卷一
1208		嘉定元	戊辰	夏，淮甸大疫。是岁浙民亦疫	《宋史》卷六十二《五行志》
				金，境内疟病流行	《儒门事亲》卷一
	宁　宗赵　扩			许洪注《太平惠民和剂局方》	《医籍考》卷四十六《方论》
1209		二	己巳	夏，都民疫死甚众。淮民流江南者，饥与暑并，多疫死	《宋史》卷六十二《五行志》
1210		三	庚午	四月，都民多疫死	同上
1211		四	辛未	二月，都民多疫死	同上
1213		六	癸酉	张松著《究原方》	《宋史》卷二百七《艺文志》
1216		九	丙子	刘信甫著《活人事证方》	《活人事证方》叶麟之序
				温大明著《隐居助道方服药须知》	《隐居助道方服药须知·自序》

公元	朝　代	建　元	干支	记事	资料来源
1217		十	丁丑	常德著《伤寒心镜》	《四库全书总目提要》卷一百五《医家类存目》
1220	宁　宗赵　扩	十三	庚辰	周守忠著《历代名医蒙求》，其中记载名医二百零二人	《历代名医蒙求·自序》
				齐仲甫著《女科百问》	《女科百问·自序》
				王执中《针灸资生经》刊行	《针灸资生经》徐正卿序
				王介著《履巉岩本草》	《履巉岩本草·自序》
1222		十五	壬午	赣州疫	《宋史》卷六十二《五行志》
				颜直之卒。生前著有《疡医方论》《疡医本草》《外科会海》	乾隆十三年《苏州府志》卷七十五《艺文》
1223		十六	癸未	永、道二州疫	《宋史》卷六十二《五行志》
1226	理　宗赵　昀	宝庆二	丙戌	睢州小儿皆病泄泻，用药者皆死	《儒门事亲》卷一
				元，下灵武，既而军中病疫，服大黄辄愈	《续名医类案》卷五《疫门》

公元	朝代	建元	干支	记事	资料来源
1226		宝庆二	丙戌	闻人耆年著《备急灸法》	《备急灸法·自序》
1227		三	丁亥	魏岘著《魏氏家藏方》	《魏氏家藏方·自序》
1228		绍定元	戊子	张从正卒。生前著有《儒门事亲》	《中国伟大医药学家画像》
1231	理　宗 赵　昀	四	辛卯	姑苏春疫，吴渊设济民药局，规模类似现代之医院	光绪三年《苏州府志》卷二十二
				李杲著《内外伤辨惑论》	《内外伤辨惑论·自序》
				王好古著《医垒元戎》	《医垒元戎·自序》
1232		五	壬辰	金，汴京解围后，病而死者，殆百万人	《内外伤辨惑论》卷上
				药肆中，始有"饮片"之名	《武林旧事》卷六
				闻人规著《痘疹论》	《痘疹论·自序》
1234		端平元	甲午	王好古著《伊尹汤液仲景广为大法》	《伊尹汤液仲景广为大法·题辞》
1235		二	乙未	临安（杭州）普遍设有浴堂	《都城纪胜·诸行》、《梦梁录》卷十三
1237		嘉熙元	丁酉	魏了翁卒。生前著有《学医随笔》	《宋史》卷四百三十七《儒林传》

公元	朝 代	建 元	干支	记事	资料来源
1237		嘉熙元	丁酉	陈自明著《妇人大全良方》	《妇人大全良方·自序》
1238		二	戊戌	王好古著《汤液本草》	《汤液本草·自序》
1241	理 宗 赵 昀	淳祐元	辛丑	临安药铺发达，有生药、熟药、丹砂熟药、眼药、风药、痔药、乌梅药、小儿药、产药等铺之分	《梦梁录》卷十三
				医学——又名太医局，以医官充，教授四员，领斋生二百五十人，大约视学校规式严肃	《梦梁录》卷十五
				陈文中著《小儿痘疹方论》	《古今图书集成》卷五百二十八《医部·医术名流列传》
				施发著《察病指南》	《察病指南·自序》
				刘开著《脉诀理玄秘要》	《脉诀理玄秘要·自跋》
1242		二	壬寅	李世英著《痈疽辨疑论》	《痈疽辨疑论》史弥忠序
				元好问著《集验方》	《医籍考》卷五十一《方论》
1243		三	癸卯	施发著《续易简方论》	《续易简方论·自序》

公元	朝　代	建　元	干支	记事	资料来源
1246		六	丙午	藁城，患疗疮者甚众	《卫生宝鉴》卷十三《疮肿门》
				宋慈卒。生前所著《洗冤录》为法医书之始	《后村先生大全集》卷一百五十九《宋经略墓志铭》
1249	理　宗赵　昀	九	己酉	赵与籧立慈幼局，以养遗弃婴儿；置药局，以疗间阎之疾病	《续资治通鉴》卷一百七十二
				平阳，张存惠将《本草衍义》随文补入《政和新修证类备用本草》作为增订，因又改名为《重修政和经史证类备用本草》至是刊行	《重修政和经史证类备用本草》麻革序
				李杲著《脾胃论》	《脾胃论》元好问序
1251		十一	辛亥	江东、江西、湖南、湖北、福建、两广，多有灾伤瘴疠之处	《续资治通鉴》卷一百七十三
				李杲卒	《四库全书总目提要》卷一百四《医家类》
				刘完素《素问病机气宜保命集》刊行	《素问病机气宜保命集》杨威序
1253		宝祐元	癸丑	严用和著《严氏济生方》	《严氏济生方·自序》

公元	朝　代	建　元	干支	记事	资料来源
1254		二	甲寅	陈文中著《小儿病源方论》	《小儿病源方论》郑全序
1258		六	戊午	饥疫	《续文献通考》卷二百二十八《物异》
1260		景定元	庚申	元，置太医院，下设宣差，提点太医院事	《元史》卷八十八《百官志》
				黎民寿初注《玉函经》，后作《简易方》《断病提纲》《决脉精要》，谓之医家四书	《宋以前医籍考·脉经类·决脉经要》
1261	理　宗 赵　昀	二	辛酉	元，置大都惠民局，掌收官钱，经营出息，市药修剂，以惠贫民	《元史》卷八十八《百官志》
				元，遣王祐于西川等路，采访医生	《元史》卷四《世宗本纪》
				元，军士在济南，多患痢疾，又兼时气流行	《卫生宝鉴》卷四
1262		三	壬戌	元，从王猷请，在各路设医学	《元典章》三十二《礼部》卷之五《医学》

公元	朝代	建元	干支	记事	资料来源
1262		三	壬戌	元,诏安南自明年为始,每三年一贡,可选医人及苏合油、光油、光香、朱砂、沉香等药物同至	《元史》卷二百九《安南传》
				杨士瀛著《医学真经》	《医学真经·自序》
				张从正《儒门事亲》刊行	《儒门事亲》高鸣序
1263	理　宗赵　昀	四	癸亥	元,置上都惠民司	《元史》卷八十八《百官志》
				元,命爱薛(东罗马人)掌西域星历、医药(京师医药院)二司	《元史》卷一百三十四《爱薛本传》
				陈自明著《外科精要》	《外科精要·自序》
1264		五	甲子	杨士瀛著《仁斋直指方》	《仁斋直指方·自序》
				李浩著《素问钩玄》	《医籍考》卷三《医经》
1265	度　宗赵　禥	咸淳元	乙丑	元,阿尼哥修补明堂针灸铜象	《元史》卷二百三《方技·阿尼哥传》
1266		二	丙寅	元,真定一带,时雨霖霪,人多病湿瘟	《名医类案》卷九

公元	朝　代	建　元	干支	记事	资料来源
1266		二	丙寅	时有儒医之称，由此"儒医"与"草泽医"之分益显	袁桷《清容居士集》卷十二、《送儒医何大方归信州》卷四十四《赠医者陈生》
				朱佐著《类编朱氏集验医方》	《医籍考》卷四十九《方论》
				罗天益辑《东垣试效方》	《医籍考》卷五十《方论》
1267	度　宗赵　禥	三	丁卯	严用和著《济生续方》	《医籍考》卷四十九《方论》
				元·许国桢增补《御药院方》	《御药院方》高鸣序
1268		四	戊辰	元，禁止售乌头、附子、巴豆、砒霜等，同时禁卖坠胎药，并禁止乱行针医	《元典章》五十七《刑部》卷之三《禁毒药》
1269		五	己巳	元，置御药院	《历代职官表》卷三十六《太医院》
				元，禁止假医游行货药	《元典章》五十七《刑部》卷之三《禁毒药》

公元	朝 代	建 元	干支	记事	资料来源
1269		五	己巳	李駉撰《难经句解》	《爱日精庐藏书志》卷二十二
1270		六	庚午	元，规定医死人，必须酌情定罪	《元典章》四十二《刑部》卷之四《医死人》
1271		七	辛未	永嘉瘟疫	王孟英《温热经纬》卷四
1272	度　宗 赵　禥	八	壬申	元，置医学提举司，掌考校诸路医生课艺试验太医教官，校勘名医撰述，辨验药材	《元史》卷八十八《百官志》
				元，规定卖毒药致人于死者，买者、卖者均处死	《元典章》五十七《刑部》卷之三《禁毒药》
				元，改京师医药院为广惠司，掌修制御用药物及和剂，以疗诸宿卫士及在京孤寒者	《元史》卷八《世宗本纪》
1273		九	癸酉	元，始置御药监	《历代职官表》卷三十六《太医院》
1275	恭　宗 赵　显	德祐元	乙亥	六月庚子，是日四城迁徙。流民患疫而死者，不可胜计	《宋史》卷六十二《五行志》

公元	朝代	建元	干支	记事	资料来源
1275	恭宗 赵显	德祐元	乙亥	元，禁弄蛇虫禽兽，街市货药	《元典章》 五十七 《刑部》 卷之三 《杂禁》
				滕伯祥著《走马急疳治疗奇方》	《走马急疳治疗奇方·自序》
1276	端宗 赵昰	景炎元	丙子	闰三月，城中疫气熏蒸，病死者不可以数计	《宋史》 卷六十二 《五行志》
				元，平定江南，下令搜求医生	《元典章》 二 《圣政》 卷之一
				元，罢医学提举司	《元史》 卷八十八 《百官志》
				罗天益序李杲《兰室秘藏》	《兰室秘藏》罗天益序
1277		二	丁丑	元，又设医学提举司	《元史》 卷八十八 《百官志》
				元·王镜潭辞扬州教授。著有《重注标幽赋》《增注针经密语》《针灸全书》等	康熙十一年 《兰溪县志》 卷五 《人物类》
1278	赵昺	祥兴元	戊寅	元·王珪著《泰定养生主论》	《泰定养生主论·自序》

公元	朝 代	建 元	干支	记事	资料来源
1279	赵 昺	二	已卯	此时医籍著录于史志者，医书类，五百九部，三千三百二十七卷；医方类，八家，一百七十三卷	《宋史》卷二百七《艺文志》、倪灿撰、卢文弨校正《宋史艺文志补》
1280	元 世 祖 忽必烈	至元十七	庚辰	元制规定，向大汗献食者，皆用绢巾蒙口鼻，俾其气息，不触饮食之物。是为应用口罩之最初记载	《马可波罗行纪》第二卷第八五章
				窦杰卒	《金代杰出的针灸学家窦汉卿》（《哈尔滨中医》6.65.1962）
1281		十八	辛巳	朱震亨生	《中国伟大医药学家画像》
				罗天益著《卫生宝鉴》	《卫生宝鉴》砚坚序
1282		十九	壬午	置典医署，不久即罢去	《元史》卷八十九《百官志》
1283		二十	癸未	改太医院为尚医监	《元史》卷八十八《百官志》
				释继洪著《澹寮集验秘方》	《医籍考》卷五十一《方论》
1284		二十一	甲申	命撒里蛮、许国桢集诸路医学教授增修《本草》	金门诏《补三史艺文志·医家类》

公元	朝　代	建　元	干支	记事	资料来源
1285	世　祖 忽必烈	二十二	乙酉	改尚医监复为太医院	《元史》 卷八十八 《百官志》
				定选试太医法	《中西医话》 卷二
				各路医学教授学正，训诲医生（医之称生始此）每月朔望到指定处交流经验	翟灏 《通俗编》 卷二十一
				令各翼普设安乐堂，并以病死军人多寡制定赏罚	《元典章》 三十四 《兵部》 卷之一 《病故》
				真腊、占城贡药材	《续资治通鉴》 卷一百八十七
1287		二十四	丁亥	重申病假人员给公据之令（至元五年曾有是令）	《元典章》 十一 《吏部》 卷之五 《假故》
				禁市毒药	《续资治通鉴》 卷一百八十八
1288		二十五	戊子	置官医提举司，掌医户差役、词讼	《元史》 卷八十八 《百官志》
				太医院《新本草》成书	《续资治通鉴》 卷一百八十八

公元	朝　代	建　元	干支	记事	资料来源
1288		二十五	戊子	遣伊赫密实使马八儿国，得其良医善药	《续资治通鉴》卷一百八十八
1292	世　祖忽必烈	二十九	壬辰	大都、上都各置药物院	《元史》卷八十八《百官志》
1294		三十一	甲午	改典医署为掌医署，寻复改回，以后旋置旋罢	《元史》卷八十九《百官志》
1295		元贞元	乙未	规定医户与百姓发生争执和诉讼时，管民官与医户头目，共同约会决断	《元典章》五十三《刑部》卷之十五《约会》
				王氏著《小儿形证方》	钱大昕《补元史艺文志》卷三
				胡氏可著《本草歌括》	《医藏书目·普醍函》
1296	成　宗铁穆耳	二	丙申	令各路荐举儒吏（法医），并规定考试程式，其中将罪证之法律鉴定，列为必须精通之业务	《元典章》十二《吏部》卷之六《儒吏》
				诏今后各处应保太医学教授，必须考试	《元典章》九《吏部》卷之三《医官》

公元	朝　代	建　元	干支	记事	资料来源
1297		大德元	丁酉	八月，真定、顺德、河间旱疫。闰十二月，般阳路饥疫，是岁，乐寿、交河疫死六千五百余人	《续文献通考》卷二百八十八《物异》
				杭州，有冷水浴场	《马可波罗行纪》第二卷第一五一章及重章
1298	成　宗铁穆耳	二	戊戌	重新规定各省医官应设员数及办法	《元典章》九《吏部》卷之三《医官》
				王幼孙卒。生前著有《简便方》	《医籍考》卷五十一《方论》
				左斗元序赵大中《风科集验名方》	同上
1299		三	己亥	置各路惠民局，择良医主之	《元史》卷二十《成宗本纪》
				免除医户差役及赋税	《元典章》三十二《礼部》卷之五《医学》

公元	朝　代	建　元	干支	记事	资料来源
1300		四	庚子	禁止庸医治病	《元典章》三十二《礼部》卷之五《医学》
				滑寿发现小儿麻证之黏膜疹	《古代儿科疾病新编》
				校刊《圣济总录》	《圣济总录》焦养直序
1301	成　宗铁穆耳	五	辛丑	尚医监设医官十六员	《元史》卷八十八《百官志》
				对于外科治疗，此时已能应用水疗法	齐德之《外科精义》卷上《溻溃疮肿法》
				张道中著《玄白子西原正派脉诀》	《玄白子西原正派脉诀·自序》
1303		七	癸卯	忽泰必烈著《金兰循经取穴图解》	《针灸大成》卷一《针道源流》
1304		八	甲辰	六月，乌撒、乌蒙、益州、芒部、东川等路饥疫	《续文献通考》卷二百二十八《物异》
1305		九	乙巳	分立行御药局	《历代职官表》卷三十六《太医院》

公元	朝　代	建　元	干支	记事	资料来源
1305	成　宗 铁穆耳	九	乙巳	太医院定考试方法和罚俸条例	《元典章》 三十二 《礼部》 卷之五 《医学》
1307		十一	丁未	邹铉续增陈直《养老奉亲书》，更题为《寿亲养老新书》。为我国早期老年病专著	《寿亲养老新书》 危彻孙序
1308		至大元	戊申	春，绍兴、庆元、台州大疫，死者二万六千余人	《续资治通鉴》 卷一百九十六
				王好古著《此事难知》	《此事难知·自序》
				王好古卒（？）	《金元时代的医学》（《中华医史杂志》2.99.1954）
1311	武　宗 海　山	四	辛亥	禁医人非选试及著籍者，毋行医药	《续资治通鉴》 卷一百九十九
				禁治毒药，计砒霜等十二种	《元典章》 五十七 《刑部》 卷之三 《禁毒药》
				窦桂芳刊行《针灸四书》	《爱日精庐藏书志》 卷二十二 《子部·医家类》

公元	朝　代	建　元	干支	记事	资料来源
1312		皇庆元	壬子	禁治沿街货药	《元典章》 五十七 《刑部》 卷之十九 《禁毒药》
1313	仁　宗 爱育黎 拔　力 八　达	二	癸丑	十二月，京师大疫	《续文献通考》 卷二百二十八 《物异》
				规定充狱医者，必须试验后始准委用	《元典章》 三十二 《礼部》 卷之五 《医学》
				禁止投醮舍身，烧死赛愿，轻伤生命	《元典章》 五十七 《刑部》 卷之三 《杂禁》
1315		延祐二	乙卯	杜思敬辑《济生拔萃》	《济生拔萃·自序》
				日本梶原性全辑录汉魏唐宋医方，命名《万安方》	《医学文化年表》
1316		三	丙辰	议定太医院试验医生、提领和提举等人办法	《元典章》 三十二 《礼部》 卷之五 《医学》

公元	朝 代	建 元	干支	记事	资料来源
1316		三	丙辰	规定医生必须精通十三科之一，始准行医	同上
1318		五	戊午	李辰拱著《胎产救急方》	《胎产救急方·自序》
1319	仁 宗 爱育黎 拔 力 八 达	六	己未	禁止玩弄蛇虫禽兽，聚集人众，街市售药。违者处以重罪	《元典章》 五十七 《刑部》 卷十九 《杂禁》
1320		七	庚申	罢医、卜、工匠任子，其艺精绝者择用之	《续资治通鉴》 卷二百
				六月，京师疫	《续文献通考》 卷二百二十八 《物异》
				楼英生	民国二十四年 《萧山县志稿》 卷二十一 《人物·方技》
1321	英 宗 硕 德 八 刺	至治元	辛酉	十二月，真定路疫	同上
				孙允贤著《类编南北经验医方大成》	《四库全书总目提要》 卷一百五 《医家类存目》
1322		二	壬戌	定置太医院院使十二员	《元史》 卷八十八 《百官志》
				大都、上都药物院，拨隶广惠司	同上

公元	朝代	建元	干支	记事	资料来源
1322		二	壬戌	十一月，岷州疫	《续文献通考》卷二百二十八《物异》
1323	英宗硕德剌八宗德剌	三	癸亥	规定医官居丧不得去职，七十不听致仕，子孙无荫叙，能绍其业者，量材录用	《续资治通鉴》卷二百一
				春，岷州疫	《续文献通考》卷二百二十八《物异》
1324	泰定帝也孙铁木儿	泰定元	甲子	戴原礼生	李涛《明代医学的成就》（《医学史与保健组织》1.46.1957）
				程德斋著《伤寒钤法》	王履《溯洄集·伤寒三百九十七法辨》
1325		二	乙丑	太医不序正班，自为一列	《续资治通鉴》卷二百三
1326		三	丙寅	沙图穆苏著《瑞竹堂经验方》	《瑞竹堂经验方》王都中序
1328		天历元	戊辰	吴瑞著《日用本草》	《日用本草》李汛序
1329	文宗图帖睦尔	二	己巳	八月，河南府疫	《续文献通考》卷二百二十八《物异》
				王国瑞著《扁鹊神应针灸玉龙经》	《扁鹊神应针灸玉龙经》周仲良序

公元	朝代	建元	干支	记事	资料来源
1330	文宗图帖睦尔	至顺元	庚午	忽思慧著《饮膳正要》	《饮膳正要·自序》
1331		二	辛未	李仲南著《永类钤方》	《永类钤方·自序》
1332		三	壬申	王履生	宋大仁《王履之医学与画艺》（《中西医药》29.2.1946）
1333	顺帝妥懽帖睦尔	元统元	癸酉	谢缙孙著《难经说》	《补元史艺文志》卷三
1334		二	甲戌	三月，杭州、镇江、嘉兴、常州、松江、江阴疫	《续文献通考》卷二百二十八《物异》
1335		至元元	乙亥	齐德之著《外科精义》	程之范《我国皮肤性病科的历史》（《中华医史杂志》1.19.1955）
1337		三	丁丑	危亦林著《世医得效方》	《世医得效方·自序》
1341		至正元	辛巳	滑寿著《十四经发挥》	《十四经发挥·自序》
				杜本著《伤寒金镜录》	《伤寒金镜录·自序》
1343		三	癸未	尚从善著《本草元命苞》	《医藏书目·普醍函》
1344		四	甲申	福州、邵武、延平、汀州四郡，夏、秋大疫	《元史》卷五十一《五行志》

公元	朝 代	建 元	干支	记事	资料来源
1344		四	甲申	金华，豆疮流行	《格致余论·豆疮陈氏方论》
1345		五	乙酉	春、夏，济南大疫	《元史》卷五十一《五行志》
1347		七	丁亥	朱震亨著《格致余论》	《格致余论》宋濂序
1348		八	戊子	葛乾孙著《十药神书》	《十药神书·自序》
1350		十	庚寅	杜本卒	《医籍考》卷三十二《方论》
1352	顺 帝 妥懽帖睦 尔	十二	壬辰	正月，冀宁、保州、德州大疫。夏，龙兴大疫	《元史》卷五十一《五行志》
1353		十三	癸巳	黄州、饶州大疫。十二月，大同路大疫	同上
				葛乾孙卒	崇祯十五年《吴县志》卷四十四《人物》
1354		十四	甲午	上都、江西、湖广大疫。十一月，京师疫	《续文献通考》卷二百二十八《物异》
				胡元庆著《痈疽神秘灸经》	《痈疽神秘灸经·自序》

公元	朝代	建元	干支	记事	资料来源
1355		十五	乙未	艾元英著《如宜方》。以后至明，陈嘉猷附以其家传脉法，并历试效方，改名曰《回生捷录》	《医籍考》卷五十二《方论》《回生捷录》林兴祖序
1356		十六	丙申	春，河南大疫	《元史》卷五十一《五行志》
1357		十七	丁酉	六月，莒州、蒙阴县大疫	同上
1358		十八	戊戌	夏，汾州大疫	同上
				朱震亨卒	《中国伟大医药学家画像》
1359	顺帝妥懽帖睦尔	十九	己亥	春、夏，鄜州、三原县、莒州、沂水、日照及广东南雄路大疫	《元史》卷五十一《五行志》
1360		二十	庚子	夏，绍兴、山阴、会稽大疫	同上
1362		二十二	壬寅	山阴、会稽又大疫	同上
1364		二十四	甲辰	吴，置医学提举司	《明会要》卷三十九
1366		二十六	丙午	吴，改医学提举司为太医监	同上
				滑寿著《难经本义》	《难经本义》揭汯序
1367		二十七	丁未	吴，改太医监为太医院	《续资治通鉴》卷二百二十

公元	朝　代	建　元	干支	记事	资料来源
1367	顺　帝 妥懽帖 睦　尔	二十七	丁未	亡名氏著《卫生宝鉴补遗》	《医籍考》 卷五十一 《方论》
				此时医籍著录于史志者，一百七十四种	《补元史艺文志》 卷三
1368		洪武元	戊申	杨文德著《太素脉诀》	《古今图书集成》 卷五百三十 《医部·医术名流列传》
				王履卒（？）	《明史》 卷二百九十九 《方技传》
				滑寿卒	同上
1370	明 太　祖 朱元璋	三	庚戌	置惠民药局，府设提领，州县设官医，凡军民之贫病者，给之医药	《明史》 卷七十四 《职官志》
				倪维德著《原机启微》。以后至嘉靖间薛己曾予校补	《原机启微·自序》及嘉靖壬辰王庭序
1373		六	癸丑	置御药局于内府，始设御医	《明会要》 卷三十九
1374		七	甲寅	阿难功德国（南印度部族）贡方物及解毒药石	《明史》 卷三百三十一 《本传》
1377		十	丁巳	倪维德卒	崇祯十五年 《吴县志》 卷五十三 《人物》

公元	朝代	建元	干支	记事	资料来源
1378		十一	戊午	日本竹田昌庆在我国搜集医家秘本和铜人模型等件归国	《医学文化年表》
				杨清叟著《外科集验方》	《外科集验方》赵宜真序
1381		十四	辛酉	定设太医院令一人，丞一人	《明会要》卷三十九，《医统大全》卷三《医政官制》
1384	太祖朱元璋	十七	甲子	州县均设医学	《明史》卷七十五《职官志》
				徐用诚卒。生前著有《本草发挥》	刘纯《玉机微义序》
1388		二十一	戊辰	春，乡村患喉痹者甚众	《医学纲目》卷十五《喉痹类》
				刘纯著《医经小学》	《医经小学·自序》
1389		二十二	己巳	复改太医院令为院使，丞为院判	《明会要》卷三十九
				楼英卒。生前著有《医学纲目》	民国二十四年《萧山县志稿》卷二十一《人物·方技》
1391		二十四	辛未	李恒著《袖珍方》	《袖珍方》周王序

公元	朝　代	建　元	干支	记事	资料来源
1391		二十四	辛未	朱权著《乾坤生意》	《明史》卷九十八《艺文志》
1393		二十六	癸酉	黄仲理著《伤寒类证》	《伤寒类证·自序》
1396	太　祖 朱元璋	二十九	丙子	徐用诚曾撰《玉机微义》，至是刘纯续成之	《玉机微义》刘纯序
1397		三十	丁丑	兰茂生	于刁义、于兰馥《滇南本草的考证与初步评价》（《医学史与保健组织》1.25.1957）
1403	成　祖 朱　棣	永乐元	癸未	永乐间，有刘毅、毅子观、观子博，并以医术供奉宫府	《医籍考》卷三十五《方论》十三引邵三山《伤寒辨略序》
				徐用宣著《袖珍小儿方》	《四库全书总目提要》卷一百五《医家类存目》
1405		三	乙酉	郑和下南洋，带有医生一百八十名	冯承钧《星槎胜览校注占城国》引明抄说集本《瀛涯胜览》
				古里国遣使贡龙涎、乳香、木香、檀香、胡椒等	《西洋朝贡录》卷下

公元	朝代	建元	干支	记事	资料来源
1405		三	乙酉	赵简王补刊《素问遗篇》	《医籍考》卷二《医经》
1406		四	丙戌	越南陈元陶《菊堂遗草》、阮之新《药草新编》传到中国	《中国医学传入越南史事和越南医学著作》（《医学史与保健组织》3.193.1951）
				上命行人召修《大典运气书》，赵道震董其事，所著有《伤寒类证》	《医籍考》卷三十三《方论》
	成　祖 朱　棣			朱橚著《救荒本草》	《救荒本草》卞同序
1408		六	戊子	正月，江西建昌、抚州，福建建宁、邵武，自去年至是月，疫死者七万八千四百余人	《明史》卷二十八《五行志》
				刘纯著《杂病治例》	《四库全书总目提要》卷一百五《医家类存目》
1410		八	庚寅	登州、宁海诸州县，自正月至六月，疫死者六千余人。邵武比岁大疫，至是年冬死绝者，一万二千户	《明史》卷二十八《五行志》
1411		九	辛卯	七月，河南、陕西疫	同上

公元	朝代	建元	干支	记事	资料来源
1411		九	辛卯	规定工人患病，官给医治和久病遣返，死者函骨归葬	《明代医学的成就》(《医学史与保健组织》1.58.1957)
1413		十一	癸巳	六月，湖州三县疫。七月，宁北五县疫	《明史》卷二十八《五行志》
1415		十三	乙未	周礼著《医学碎金》	《医学碎金·自序》
1417	成　祖朱　棣	十五	丁酉	设安乐堂（病院）收留患病工人。太医院派医士三百五十人给药医治，另由户部拨白米供给住院病者食用	《明代医学的成就》(《医学史与保健组织》1.58.1957)
				遣使下南洋，陈常以医氏从，历洪熙、宣德间，凡三往返	《古今图书集成》卷五百三十一《医部·医术名流列传》
1418		十六	戊戌	苏启东著《医经秘旨》	《医经秘旨·自序》
1422		二十	壬寅	许弘著《湖海奇方》	《湖海奇方·自序》
1423		二十一	癸卯	胡濙著《卫生易简方》	胡濙《上进书表》、《明史》卷九十八《艺文志·艺术类》

公元	朝　代	建　元	干支	记事	资料来源
1424	成　祖 朱　棣	二十二	甲辰	蒋用文卒。生前著有《治效方论》	《医籍考》卷五十五《方论》
1425	仁　宗 朱高炽	洪熙元	乙巳	朱橚卒。生前著有《普济方》	《明史》卷一百十六《本传》卷九十八《艺文志·艺术类》
				陈会著《神应经》	宁献王序
1426		宣德元	丙午	许敬著《经验方》	《医籍考》卷五十五《方论》
1432	宣　宗 朱瞻基	七	壬子	刘渊然卒。生前著有《济急仙方》	《明史》卷二百九十九《刘渊然传》、《医藏书目·旁通函》
1433		八	癸丑	锡兰国遣使贡乳香、木香、檀香、没药、硫黄、芦荟、胡椒等	《明史》卷三百二十六《本传》
1436	英　宗 朱祁镇	正统元	丙辰	赵季敷著《救急易方》	《救急易方》高宗本序
				兰茂著《滇南本草》	《滇南本草的考证与初步评价》（《医学史与保健组织》1.25.1957）

公元	朝　代	建　元	干支	记事	资料来源
1436		正统元	丙辰	董宿著《试效神圣保命方》	《医籍考》卷五十五《方论》
				熊宗立著《勿听子俗解八十一难经》	《医籍考》卷七《医经》
1437		二	丁巳	熊宗立著《王叔和脉诀图要俗解》	《王叔和脉诀图要俗解·自序》
1438		三	戊午	虞抟生	《明代医学的成就》（《医学史与保健组织》1.46.1957）
1443	英　宗 朱祁镇	八	癸亥	重作针灸铜人	《中国针灸学源流纪略》（《中华医史杂志》4.267.1957）
				戴思恭著《秘传证治要诀》《类方》	《秘传证治要诀》胡濙序
1444		九	甲子	冬，绍兴、宁波、台州，瘟疫大作	《明史》卷二十八《五行志》
1445		十	乙丑	绍兴等地，因疫死者三万余人	《明史》卷二十八《五行志》
				陶华著《伤寒琐言》《家秘》《杀车槌法》《一提金》《截江网》《明理续论》《伤寒全生集》	《伤寒琐言·自序》

公元	朝　代	建　元	干支	记事	资料来源
1446	英　宗 朱祁镇	十一	丙寅	熊宗立著《名方类证医书大全》	《名方类证医书大全·自序》
1452		景泰三	壬申	日本僧医月湖，久住钱塘，搜罗中国医典；同时田代三喜留住已十二年，回国后，大倡金元医学	《中医东渐论略》（《新中医药》2.9.1957）
1453		四	癸酉	冬，建昌、武昌、汉阳疫	《明史》卷二十八《五行志》
1455	代　宗 朱祁钰	六	乙亥	杨胜贤以《千金宝要》石刻，不便摹印，易刊木板	《四部总录医药编》五《方剂之属》
				徐彪预修中秘书录，及归老。著有《本草证治辨明》《论咳嗽条》《伤寒纂例》	《古今图书集成》卷五百三十一《医部·医术名流列传》
1456		七	丙子	五月，桂林疫，死者二万余人	《明史》卷二十八《五行志》
1457		天顺元	丁丑	谭（一作谈）伦试验用白水牛虱免疫法	《本草纲目》卷四十《牛虱》
1458	英　宗 朱祁镇	二	戊寅	熊宗立著《伤寒运气全书》	《伤寒运气全书·自序》
1461		五	辛巳	四月，陕西疫	《明史》卷二十八《五行志》

公元	朝代	建元	干支	记事	资料来源
1461		五	辛巳	葛哲卒。生前著有《保婴集》	《医籍考》卷七十五《方论》
1462	英宗朱祁镇	六	壬午	邵以正卒。生前著有《秘传经验方》	《医籍考》卷五十五《方论》
1463		七	癸未	汪机生	《续素问钞》卷首陈桷题语
1465	宪宗朱见深	成化元	乙酉	自成化以来，江之南北，达乎京师，称上医者，以王观为冠	《古今图书集成》卷五百三十一《医部·医术名流列传》
				成化间，有周纮，纮子敷牧，敷牧子骅，并以医术，供奉宫府	《医籍考》卷三十五《方论》十三引邵三山《伤寒辨略·序》
1468		四	戊子	寇平著《全幼心鉴》	《全幼心鉴·自序》
1470		六	庚寅	方贤所撰《太医院经验奇效良方大全》刊行	《太医院经验奇效良方大全》商辂序
1474		十	甲午	规定考中医生有家小者给四斗，无者三斗；医士有家小者，月支米七斗，无者五斗	《明代医学的成就》（《医学史与保健组织》1.58.1957）

公元	朝 代	建 元	干支	记事	资料来源
1474	宪 宗 朱见深	十	甲午	唐椿著《原病集》	《原病集·自序》
1475		十一	乙未	八月，福建大疫，延及江西，死者无算	《明史》 卷二十八 《五行志》
1476		十二	丙申	刑部购买药饵，又广设惠民药局，疗治囚人	《明史》 卷九十四 《刑法志》
1481		十七	辛丑	程充著《丹溪心法》	《丹溪心法·自序》
1485		二十一	乙巳	新野疫疠大作，死者无虚日	《名医类案》 卷一 《瘟疫》
1487		二十三	丁未	诏禁勿贡丹砂、鹿茸等项药材	《医统大全》 卷三 《医政官制》
1488		弘治元	戊申	薛己生（？）	《明代医学的成就》（《医学史与保健组织》1.46.1957）
1489	孝 宗 朱祐樘	二	己酉	济南朱臣刻《小儿卫生总微论方》于宁国府，改名为《保幼大全》	《四库全书总目提要》 卷一百三
1492		五	壬子	官府选医家子弟，推堪任教师者二三人教之	《中西医话》 卷二
				王纶著《本草集要》	《本草集要·自序》

公元	朝代	建元	干支	记事	资料来源
1492		五	壬子	吴景隆著《脉证传授心法》	《脉证传授心法·自序》
1493		六	癸丑	吴中大疫，常熟尤甚，多阊门死	都穆撰、陆采编次《都公谭纂》卷下
				周恭著《续医说会编》	《续医说会编·自序》
1495		八	乙卯	周文采著《医方选要》	《医方选要·自序》
1496		九	丙辰	王鏊著《本草单方》	《本草单方·自序》
1498		十一	戊午	周文采著《外科集验方》	《外科集验方·自序》
1499	孝宗 朱祐樘	十二	己未	陆彦功著《伤寒论类证便览》	《伤寒论类证便览》唐高仁序
1500		十三	庚申	约在此时前后，对于婴幼软白痴症记载已甚详细，并与其他类似诸症鉴别清楚	《幼科准绳集》之九《五软类》
				颜汉著《便产须知》	《便产须知》高宾序
1501		十四	辛酉	江西赣州府，各县多瘴病	《万历野获编·弘治异变》
1502		十五	壬戌	王纶著《明医杂著》	《明医杂著·自序》
1503		十六	癸亥	五月，云南景东大疫	《通鉴辑览》卷一百七

公元	朝 代	建 元	干支	记事	资料来源
1503		十六	癸亥	江瓘生	江道昆《明处士江民莹墓志铭》
1505	孝 宗 朱祐樘	十八	乙丑	广东人始患霉毒，名为广疮，或杨梅疮	俞弁《续医说》卷十
				刘文泰等纂《本草品汇精要》，稿藏内府	《本草品汇精要》刘文泰《进本草品汇精要表》
				吴绶著《伤寒蕴要全书》	《伤寒蕴要全书·自序》
1506	武 宗 朱厚照	正德元	丙寅	六月，湖广、平溪、清凉镇、远偏桥、四卫大疫，死者甚众。靖州诸处，自七月至十二月大疫。建宁、邵武，自八月始，亦大疫	《明史》卷二十八《五行志》
				正德后，医多名家，各专一门。如杨守吉之为伤寒医，李氏、姚氏之为产医，周氏之为妇人医，曾氏之为杂症医，白骡李氏、刁氏、范氏之为疡医，孟氏之为小儿医，樊氏之为接骨医，钟氏之为口齿医，袁氏之为眼医，无相夺者	《古今图书集成》卷五百三十二《医部·医术名流列传》

公元	朝代	建元	干支	记事	资料来源
1506		正德元	丙寅	沙铁峰著《保生心鉴》	《保生心鉴·自序》
1510		五	庚午	刘锡著《活幼便览》	《活幼便览·自序》
1511		六	辛未	福宁州大疫	《古今图书集成》卷五百三十二《医部·医术名流列传》
1512		七	壬申	饶鹏著《节略医林正宗》	《节略医林正宗》黄玠序
1513		八	癸酉	罗荣序《岭南卫生方》，其书卷末有治杨梅疮方	《岭南卫生方》罗序
1515	武宗朱厚照	十	乙亥	虞抟著《医学正传》	《医学正传·自序》
1517		十二	丁丑	十月，泉州大疫	《明史》卷二十八《五行志》
				葡萄牙皮来资药剂师，被聘来中国	《祖国医药文化流传海外考》(《医学史与保健组织》1.10.1957）
				虞抟卒	《明代医学的成就》(《医学史与保健组织》1.46.1957）
1518		十三	戊寅	京师有售一粒金丹者，宣称通治百病	《本草纲目》卷二十三《阿芙蓉》

公元	朝代	建元	干支	记事	资料来源
1518		十三	戊寅	李时珍生	顾景星《白茅堂集》卷三十八《李时珍传》
1519		十四	己卯	汪机著《续素问钞》	《续素问钞·自序》
1520	武宗朱厚照	十五	庚辰	孙一奎生	《明代医学的成就》（《医学史与保健组织》1.45.1957）
				徐春甫生	《明代医学的成就》（《医学史与保健组织》1.61.1957）
				周宏著《卫生集》	《四库全书总目提要》卷一百五
1521		十六	辛巳	孙东谷著《内经类钞》	《医籍考》卷六《医经》
1522	世宗朱厚熜	嘉靖元	壬午	闽人以前所制惟黑糖，至是白糖始见于世	刘继庄《广阳杂记》卷二
				有人始戴用眼镜	赵翼《陔余丛考》卷三十三
				王轩著《伤寒六书》	《畿辅通志》卷一百三十五《艺文略》
				韩懋著《韩氏医通》	《韩氏医通·自序》

公元	朝 代	建 元	干支	记事	资料来源
1522		嘉靖元	壬午	高士著《志斋医论》	《四库全书总目提要》卷一百五
				俞弁著《续医说》	《续医说·自序》
				汪机著《本草会编》	《本草纲目》卷一《序例》
				宁原著《食鉴本草》	《本草纲目》卷一《序例》
1523	世 宗 朱厚熜	二	癸未	七月，南京大疫，军民死者甚众	《明史》卷二十八《五行志》
				汪机撰《补订脉诀刊误》	《补订脉诀刊误·自序》
1525		四	乙酉	九月，山东疫死者，四千一百二十八人	《明史》卷二十八《五行志》
				日本阿佐宗瑞刊熊宗立《医书大全》，为日本板刻医书之滥觞	《医学文化年表》
				魏直著《博爱心鉴》	《博爱心鉴·自序》
1526		五	丙戌	李濂著《医史》	中医研究院《中国医学史简编》

公元	朝代	建元	干支	记事	资料来源
1527		六	丁亥	规定考取医生制度分为三等：名列第一等者充御医；二、三等者可以派充太医院吏目，或各王府之良医大使	李涛《伟大的药学家李时珍》（行医）
1528		七	戊子	薛己著《外科发挥》	《外科发挥》张淮序
1529		八	己丑	高武著《针灸聚英》	《针灸聚英·自序》
1530	世宗朱厚熜	九	庚寅	痘灾盛行，死者过半	汪机《痘症理辨·序》
				姑苏凌汉章，六合李千户，皆以针灸驰名	汪机《针灸问对·序》
				汪机著《针灸问对》	《针灸问对·自序》
1531		十	辛卯	汪机著《外科理例》《痘症理辨》	《外科理例·自序》
				陈桷编《汪石山医案》	《汪石山医案》程曾序
1533		十二	癸巳	盛端明著《程斋医抄撮要》	《程斋医抄撮要·自序》
1534		十三	甲午	春，痘毒流行，死者十有八九	《疫症集说》卷三
				王銮著《幼科类粹》	《幼科类粹》朱云凤序
				何瑭著《医学管见》	《医学管见·自序》

公元	朝代	建元	干支	记事	资料来源
1534		十三	甲午	叶文龄著《医学统旨》	《医学统旨》石峰序
				吴旻著《扶寿精方》	《扶寿精方·自序》
1535		十四	乙未	土茯苓输至印度、土耳其、波斯，被视为治花柳良药	张星烺《中西交通史料汇编》第四册
1536		十五	丙申	方广著《丹溪心法附余》	《丹溪心法附余》贾泳序
				汪机编《伤寒选录》	《伤寒选录·自序》
1537		十六	丁酉	高武著《针灸素难要旨》	针灸素难要旨》黄易序
1538	世宗朱厚熜	十七	戊戌	胡嗣廉著《灵秘十八方加减》	《四库全书总目提要》卷一百五《医家类存目》
1539		十八	己亥	日医吉田宗桂，留明十余年，研究中医	《中医东渐论略》(《新中医药》2.9.1957)《医学文化年表》48页
				汪机卒	《续素问钞》卷首陈桷《题语》
1541		二十	辛丑	日本金持重弘，从明学习医药外，兼学针灸。从此针灸盛行于日本	《中医东渐论略》(《新中医药》2.9.1957)

公元	朝代	建元	干支	记事	资料来源
1542		二十一	壬寅	夏疫	《明会要》卷三十九《职官》
1543		二十二	癸卯	鲁伯嗣撰《重订婴童百问》	《重订婴童百问》严嵩序
				春多疾疫	《明会要》卷二十八《运历》
1545	世宗朱厚熜	二十四	乙巳	时江左俞桥、夏津王东阳、维阳胡铎、金华邵泰、京师朱禄，皆工于方技	郭鉴《医方集略·自跋》
				郭鉴著《医方集略》。其书中有江左俞桥、夏津王东阳、维阳胡铎、金华邵泰、京师朱禄之医案	《医方集略·自跋》
				郑宁著《药性要略大全》	《药性要略大全·自序》
1547		二十六	丁未	程伊著《释方》	《释方·自序》
				赵瀛校刊李汤卿《心印绀珠经》	《心印绀珠经》赵瀛序
1548		二十七	戊申	中国橘子传至葡萄牙	《祖国医药文化流传海外考》(《医学史与保健组织》1.17.1957)
1549		二十八	己酉	万全著《痘疹世医心法》	《痘疹世医心法·自序》

公元	朝代	建　元	干支	记事	资料来源
1549		二十八	己酉	江瓘编《名医类案》	《名医类案·自序》
1550		二十九	庚戌	《内经》之学昌行，吴中上医实出戴原礼。原礼教人学医，即从《内经》入门	顾从德《素问》刻本后跋
				沈之问著《解围元薮》	《解围元薮·自序》
				张时彻著《摄生众妙方》《急救良方》	《摄生众妙方·自序》
				王文禄著《医先》	《医先·自序》
1551	世　宗 朱厚熜	三十	辛亥	许希周著《药性粗评》	《药性粗评·自序》
1552		三十一	壬子	王肯堂生	《伟大医药学家画像》
				吴崑生	《明代医学的成就》（《医学史与保健组织》1.44.1957）
				李时珍开始编著《本草纲目》	《本草纲目》卷一《序例》上《历代诸家本草》
1554		三十三	甲寅	四月，都城内外大疫	《明史》卷二十八《五行志》
				倭变，客兵多病疫	《古今图书集成》卷五百三十三《医部·医术名流列传》

公元	朝 代	建 元	干支	记事	资料来源
1554		三十三	甲寅	陈实功生	《明代医学的成就》（《医学史与保健组织》1.51.1957）
				薛铠著《保婴撮要》，其中发明烧灼脐带预防脐风	《保婴撮要》薛己序
1556		三十五	丙辰	各地举荐医士到北京应考	《伟大的药学家李时珍》（行医）
				徐春甫著《古今医统》	《古今医统·自序》
1557		三十六	丁巳	鲍叔鼎著《医方约说》	《医方约说·自序》
1558	世 宗朱厚熜	三十七	戊午	薛己卒	《明代医学的成就》（《医学史与保健组织》1.46.1957）
1559		三十八	己未	常山有倭寇，军中大疫	《古今图书集成》卷五百三十三《医部·医术名流列传》
				五、六、七月间，江南、淮北在处患时行瘟热病，沿门阖境，传染相似	张鹤腾《伤暑全书》卷下附刻《疫证治案》
				高武著《痘疹正宗》	《痘疹正宗·自序》
1561		四十	辛酉	吴有性生（？）	史常永《试论传染病学家吴又可及其戾气学说》（《中华医史杂志》3.180.1957）

公元	朝 代	建 元	干支	记事	资料来源
1562		四十一	壬戌	梁宋之地，多患转筋霍乱，死者不计其数	龚信《古今医鉴》卷五
1563		四十二	癸亥	张介宾生	黄宗羲《南雷文案》卷九《张景岳传》
1564		四十三	甲子	在昌黎县，有以莨菪之类药品毒害人者	《续名医类案》卷二十二《中毒》
	世 宗 朱厚熜			李时珍著《濒湖脉学》	《濒湖脉学·自序》
				胡朝臣著《伤寒类编》	《伤寒类编·自跋》
1565		四十四	乙丑	江瓘卒	汪道昆《江民莹墓志铭》
				楼英《医学纲目》刊行	《医学纲目》曹灼序
				陈嘉谟著《本草蒙荃》	《本草蒙荃·自序》
1566		四十五	丙寅	淮水决，董炳辑《避水集验要方》	《四库全书总目提要》卷一百五《医家类存目》
				缪希雍生	褚玄仁《明代名医缪仲醇年表》（《江苏中医》8.32.1962）

公元	朝 代	建 元	干支	记事	资料来源
1567		隆庆元	丁卯	宁国府太平县开始种痘	俞茂鲲《痘科金镜赋集解》卷二
				缪存济著《伤寒撮要》	《伤寒撮要》徐时行序
1569	穆 宗 朱载垕	三	己巳	加奈罗（Melchior Ca-moiro）在澳门建医院二所，此为外人第一次在中国创立之医院	《明季西洋传入之医学》卷七
1571		五	辛未	太医院属御药吏目各定设十人	《明史》卷七十四《职官志》
1572		六	壬申	下邳有治河之役，疫死者过半	《古今图书集成》卷五百三十三《医部·医术名流列传》
				聂尚恒生	《痘疹定论·序》
1573	神 宗 朱翊钧	万历元	癸酉	浙大疫	《古今图书集成》卷五百三十三《医部·医术名流列传》
				烟草始出于闽广之间，以后吴楚间皆种植之	《景岳全书》卷四十八《本草正·隰草类》
				长乐齐公宪，三世习小儿医，公宪尤精此道，当时无及之者	谢肇浙《五杂俎》卷五《人部》

公元	朝代	建元	干支	记事	资料来源
1573		万历元	癸酉	唐继山著《脉诀》	《医籍考》卷十九《诊法》
				周礼著《医圣阶梯》	《医圣阶梯·自序》
				孙文垣著《医案》	《医案》孙质庵序
1574		二	甲戌	方谷著《脉经直指》	《脉经直指·自序》
				支秉中著《痘疹玄机》	《痘疹玄机·自序》
				匡锋著《痘疹方》	《痘疹方》王敬民序
1575	神宗朱翊钧	三	乙亥	李梴著《医学入门》	《医学入门·自序》
				王问序《秘传眼科龙木论》	《秘传眼科龙木论》王问序
1576		四	丙子	沈子禄撰述、徐师曾删正《经络全书》	《经络全书》徐师曾序
1577		五	丁丑	西班牙传教士来福建，返国时携去大批古今医药书籍	《祖国医药文化流传海外考》(《医学史与保健组织》1.10.1957)
				李时珍著《奇经八脉考》	《奇经八脉考》顾问序
				郭子章著《博集稀痘方论》	《博集稀痘方论·自序》

公元	朝 代	建 元	干支	记事	资料来源
1578		六	戊寅	李时珍《本草纲目》成书	《本草纲目》卷一《序例上》《历代诸家本草》
				皇甫嵩著《本草发明》	《本草发明·自序》
1580		八	庚辰	吴嘉言著《医经会元》	《医经会元·自序》
1581		九	辛巳	龚廷贤著《种杏仙方》	《医籍考》卷五十九《方论》
1582	神 宗 朱翊钧	十	壬午	四月，京师疫	《明史》卷二十八《五行志》
				霸州、文安、大城、保安，患大头瘟症，死者枕藉	《顺天府志》卷六十九《祥异》
1583		十一	癸未	仪真县大疫	《古今图书集成》卷五百三十三《医部·医术名流列传》
1584		十二	甲申	喻昌生	杨铭鼎《中国历代名医及其著述简表》(中华医学杂志29.6.330)
				吴崑著《医方考》	《医方考·自序》
				方隅著《医林绳墨》	《医林绳墨》方谷序

公元	朝 代	建 元	干支	记事	资料来源
1584		十二	甲申	杨四知著《惠民正方》	《惠民正方·自序》
1585		十三	乙酉	张浩著《仁术便览》	《仁术便览》方应选序
				张三锡著《医学六要》	《医学六要·自序》
				管橓著《保赤全书》	《保赤全书》沈尧中序
1586	神 宗 朱翊钧	十四	丙戌	大梁瘟疫大作，甚至灭门。其症：憎寒壮热，头面躯项赤，喉头肿痛，昏瞆	《万病回春》卷二
				马莳著《内经素问注证发微》	《医籍考》卷四《医经》
				吴崑著《脉语》	《脉语·自序》
1587		十五	丁亥	五月，京师疫	《明史》卷二十八《五行志》
1588		十六	戊子	五月，山东、陕西、山西、浙江，俱大旱疫	同上
				张鹤腾患伤暑症，由徽医江韫石治愈，因著《伤寒伤暑辨》一篇，其后三十五年，而为《伤暑全书》	《伤暑全书·自序》

公元	朝代	建元	干支	记事	资料来源
1589	神宗 朱翊钧	十七	己丑	时疫盛行	《伤暑全书》卷下附刻《疫证治案》
				龚信著《古今医鉴》	《古今医鉴》龚廷贤序
				方有执著《伤寒论条辨》《本草抄》	《伤寒论条辨·自序》、《伤寒论条辨》卷末附录
1590		十八	庚寅	《本草纲目》在南京刻印，是为金陵本	《本草纲目》卷前书影
1591		十九	辛卯	龚廷贤著《云林神彀》	《云林神彀》茅坤序
1593		二十一	癸巳	李时珍卒	《白茅堂集》卷三十八《李时珍传》
				李中立著《本草原始》	《本草原始》马应龙序
				孟继孔著《治痘详说》	《治痘详说·自序》
				王文谟著《碎金方》	《碎金方·自序》
1594		二十二	甲午	吴崑撰《素问注》	《素问注·自序》
				朱惠明著《痘疹传心录》	《痘疹传心录》朱凤翔序
				龚廷贤著《鲁府禁方》	《鲁府禁方》鲁王三畏序

公元	朝　代	建　元	干支	记事	资料来源
1595		二十三	乙未	海虞疫疠大作	赵开美刻《仲景全书·序》
1596		二十四	丙申	徐春甫卒	《明代医学的成就》（《医学史与保健组织》1.61.1957）
				孙一奎著《赤水玄珠》	《赤水玄珠》祝世禄序
				周守中撰《养生类纂》	《养生类纂》胡文焕序
1598	神　宗朱翊钧	二十六	戊戌	杜文燮著《药鉴》	《药鉴·自序》
				金声生	《明季西洋传入之医学》卷一
1599		二十七	己亥	卢之颐生	赵燏黄《清代医药家卢之颐及其著作》（《上海中医药杂志》7.330.1957）
				郑大忠著《痘经会成》	《痘经会成·自序》
				李之用著《幼科发挥》	《幼科发挥·自序》
				赵开美刻《仲景全书》	《仲景全书》赵序
1600		二十八	庚子	北京建南堂，储教士赍来之西方书籍，其中有医书	《明季西洋传入之医学》卷七

公元	朝　代	建　元	干支	记事	资料来源
1600		二十八	庚子	由本年以后，外科始将喉病列入	干祖望《谈中医外科伪书之一——〈疮疡经验全书〉》（《上海中医药杂志》7.334.1957）
				王肯堂详述小儿疰夏症，由此为医家所周知	《幼科准绳》集之三《疰夏类》
				孙一奎卒	《明代医学的成就》（《医学史与保健组织》1.45.1957）
1601	神　宗朱翊钧	二十九	辛丑	意大利人利玛窦（Matteo Ricci）到北京，时与中国医家接触	《明代医学的成就》（《医学史与保健组织》1.47.1957）
				吴勉学著《医统正脉全书》	《医统正脉全书·自序》
				杨继洲著《针灸大成》	《针灸大成》赵文炳序
1602		三十	壬寅	阴有澜著《痘疹一览》	《痘疹一览》刘曰梧序
				王肯堂著《证治准绳》	《证治准绳·自序》
1604		三十二	甲辰	王肯堂著《伤寒准绳》	《伤寒准绳·自序》
				申拱宸著《外科启玄》，其中载有多种与职业有关疾病	《外科启玄》申五常跋

公元	朝代	建元	干支	记事	资料来源
1605		三十三	乙巳	傅山生	全祖望《鲒埼亭集》卷二十六《阳曲傅先生事略》、《历代人物年里碑传综表》
1606		三十四	丙午	钱雷著《脏腑证治图说人镜经》	《脏腑证治图说人镜经·自序》
1607		三十五	丁未	王肯堂著《女科证治准绳》《幼科证治准绳》	《证治准绳·自序》
1608		三十六	戊申	王肯堂著《疡医证治准绳》	《证治准绳·自序》
1609	神宗朱翊钧	三十七	己酉	郑全望著《瘴疟指南》	《瘴疟指南·自序》
				万表著《万氏家抄济世良方》	《万氏家抄济世良方》沈徽炌序
1610		三十八	庚戌	第一批中国茶叶由澳门运抵荷兰	《祖国医药文化流传海外考》（《医学史与保健组织》1.10.1957）
				张志聪生	耿鉴庭《明版济阴纲目》（《中华医史杂志》4.248.1954）
				方如川著《重证本草单方》	《重证本草单方》郑泽序
				朝鲜许浚《东医宝鉴》成书。其中引用中国医书八十三种，引用朝鲜人所著医书三种	《东医宝鉴》李廷龟序、卷一《内景篇·历代医方》

公元	朝　代	建　元	干支	记事	资料来源
1612		四十	壬子	宋林皋著《宋氏女科秘书》	《宋氏女科秘书·自序》
1613		四十一	癸丑	王肯堂卒	《明代医学的成就》（《医学史与保健组织》1.47.1957）
				卢复著《芷园复余》	《芷园复余·自序》
				丁元荐辑《先醒斋笔记》	《先醒斋笔记·自序》
1615	神　宗 朱翊钧	四十三	乙卯	汪昂生	《明季西洋传入之医学》卷一
				龚廷贤著《万病回春》	《万病回春·自序》
1616		四十四	丙辰	蒙古族人绰尔侪极精伤科	《清史稿》卷五百二《本传》
				聂尚恒著《活幼心法大全》《奇效医述》	《活幼心法》周京序、《医籍考》卷六十二《方论》
1617		四十五	丁巳	张璐生	《张氏医通·自序》
				陈实功著《外科正宗》	《外科正宗·自序》
1618		四十六	戊午	第一次运茶旅行队，经陆路到达俄罗斯	《祖国医药文化流传海外考》（《医学史与保健组织》1.10.1957）

公元	朝代	建元	干支	记事	资料来源
1618	神宗 朱翊钧	四十六	戊午	吴崑著《针方六集》	《针方六集·自序》
				殷仲春编《医藏书目》	《医藏书目》洪邦基序
1620	光宗 朱常洛	泰昌元	庚申	吴崑卒	《明代医学的成就》（《医学史与保健组织》1.44.1957）
				武之望著《济阴纲目》	《济阴纲目·自序》
				赵南星著《上医本草》	《上医本草·自序》
				邹元标著《仁文书院集验方》	《仁文书院集验方·自序》
1621		天启元	辛酉	程仑著《医案》	《医案·自序》
1622	熹宗 朱由校	二	壬戌	时行疫痢一症，三十年前，间或有之。至是往往夏末秋初，沿门阖境患此，病势极为危迫	《先醒斋笔记》卷一《痢门》
				鲍山著《野菜博录》	《野菜博录·自序》
				邵达著《订补明医指掌》	《订补明医指掌·自记》
1623		三	癸亥	高斗魁生	《南雷文案》卷七《高旦中墓志铭》

公元	朝代	建元	干支	记事	资料来源
1623		三	癸亥	张鹤腾著《伤暑全书》	《伤暑全书·自序》
				卢复著《芷园臆草存案》	《芷园臆草存案·自记》
1624	熹宗朱由校	四	甲子	张介宾著《类经》	《类经·自序》
				倪朱谟编《本草汇言》	《本草汇言》倪元璐序
1625		五	乙丑	缪希雍著《神农本草经疏》	《神农本草经疏·自序》
1626		六	丙寅	武之望著《济阳纲目》	《济阳纲目·自序》
1627		七	丁卯	缪希雍卒	《历代人物年里碑传综表》
1628		崇祯元	戊辰	陈文治著《疡科选粹》	《疡科选粹》彭宗孟序
1629	毅宗朱由检	二	己巳	吕留良生	《吕晚村文集》附录吕公忠撰《行略》
				孙志宏著《简明医彀》	《简明医彀·自序》
				张延登著《悬袖便方》	《医籍考》卷六十二《方论》
1630		三	庚午	顾逢伯著《分部本草妙用》	《分部本草妙用·自序》
1631		四	辛未	童养学著《伤寒活人指掌补注辨疑》	《伤寒活人指掌补注辨疑·自序》

公元	朝　代	建　元	干支	记事	资料来源
1631		四	辛未	陈长卿著《伤寒五法》	《伤寒五法》陈养晦序
1632		五	壬申	陈司成著《霉疮秘录》	《霉疮秘录·自序》
				童养学著《伤寒六书纂要辨疑》	《伤寒六书纂要辨疑·自序》
1633		六	癸酉	旌德县疫	《古今图书集成》卷五百三十七《医部·医术名流列传》
				缪希雍《本草单方》刊行	《本草单方》钱谦益序
1635	毅　宗 朱由检	八	乙亥	法国巴黎开始学饮茶	《祖国医药文化流传海外考》(《医学史与保健组织》1.10.1957)
				黄承昊著《折肱漫录》	《折肱漫录·自序》
				孙光裕著《太初脉辨》	《太初脉辨·自序》
				吕献策著《痘疹幼幼心书》	《痘疹幼幼心书·自序》
1636		九	丙子	陈实功卒	《明代医学的成就》(《医学史与保健组织》1.51.1957)
				张介宾《景岳全书》约在此时前后写成	《景岳全书》卷三十六《诸气十六·识言》

公元	朝代	建元	干支	记事	资料来源
1637		十	丁丑	时有《天工开物》一书，记载矿井卫生作业，注意采煤时排除毒气，防止冒顶	宋应星《天工开物》卷十一《燔石》
				李中梓著《医宗必读》	《医宗必读·自序》
				吴元溟著《痘科切要》	《痘科切要·自序》
1638		十一	戊寅	吴元溟著《儿科方要》	《儿科方要·自序》
1639	毅宗朱由检	十二	己卯	上元大疫	《古今图书集成》卷五百三十七《医部·医术名流列传》
				欧士海著《山谷便方》	《山谷便方·自序》
1640		十三	庚辰	合肥发生大疫及他疾	《古今图书集成》卷五百三十七《医部·医术名流列传》
				张介宾卒	《南雷文案》卷九《张景岳传》
				严治著《医家二要》	《医家二要》严起恒序
				施沛著《祖剂》	《祖剂·自序》

公元	朝 代	建 元	干支	记事	资料来源
1641		十四	辛巳	山东、浙江、南北两直，疫气流行，阖门传染	吴有性《温疫论·自序》
				合肥大疫	《古今图书集成》卷五百三十七《医部·医术名流列传》
				胡正心著《万病验方》，提出蒸气灭菌法	《明代医学的成就》（《医学史与保健组织》1.48.1957）
				秦昌遇著《症因脉治》	《症因脉治·自序》
1642	毅 宗 朱由检	十五	壬午	时疫盛行，道殣相藉。医者于发汗和中药内，用人参者，多以活人	《伤暑全书》卷下附刻《疫证治案》
				吴有性著《温疫论》	《温疫论·自序》
				卢之颐著书，讲明医学	《清史稿》卷五百二《张志聪传》
				李中梓著《删补颐生微论》《内经知要》	《四库全书总目提要》卷一百五《医家类存目》、《三百种医籍录·医经类》
1643		十六	癸未	自二月至九月，京师大疫，传染甚剧	《明史》卷二十八《五行志》

公元	朝　代	建　元	干支	记事	资料来源
1643	毅　宗 朱由检	十六	癸未	邓玉函（Johann Te-rrenius）著《人身说概》	《明季西洋传入之医学》卷一
				喻昌著《寓意草》	《寓意草·自序》
				闵芝庆著《伤寒阐要编》	《医籍考》卷三十四《方论》
				叶允仁著《伤寒指南书》	同上
1644		十七	甲申	此时医籍著录于史志者，六十八种	《明史》卷九十八《艺文志》
1644	清 世　祖 福　临	顺治元	甲申	太医院置院使，左右院判各一人，吏目三十人，豫授吏目十人，医士二十人。凡药材出入隶礼部	《清史稿》卷一百二十一《职官志》
				设查痘章京，理旗人痘疹及内城民人痘疹迁移之政令	俞正燮《癸巳存稿》卷九
				张志聪构侣山堂讲医学，数十年间，谈轩岐之学者咸归之	《清史稿》卷五百二《本传》
				时荐王元标为医官，不应，逃赤山，著有《紫虚脉诀启微》	《古今图书集成》卷五百三十七《医部·医术名流列传》

公元	朝代	建元	干支	记事	资料来源
1644		顺治元	甲申	祝尧民传疡医	《古今图书集成》卷五百三十七《医部·医术名流列传》
				仁和大疫，吴嗣昌全活甚众。著有《伤寒正宗》《医学慧业》等书	《医籍考》卷三十五《方论》
				傅仁宇著《审视瑶函》	《审视瑶函》陈盟序
1646	世祖福临	三	丙戌	蜀，瘟疫流行，有大头瘟、马眼睛瘟、马蹄瘟	《疫症集说》卷一
				扬州张总兵得《伤科秘方》于少林寺	《伤科秘方》吴之谦序
1648		五	戊子	喻昌著《尚论张仲景伤寒论重编三百九十七法》	《尚论张仲景伤寒论重编三百九十七法·自序》
1649		六	己丑	刘献廷生	王源《居业堂文集》卷十八《刘处士墓表》
				李中梓著《伤寒括要》	《伤寒括要·自序》
1650		七	庚寅	中国茶由渣华氏带到英国	《祖国医药文化流传海外考》（《医学史与保健组织》1.10.1957）

公元	朝代	建元	干支	记事	资料来源
1650		七	庚寅	祝登元著《心医集》	《心医集·自序》
1652		九	壬辰	礼部奏准医士定额四十名，月给银米，在太医院供事	任锡庚《太医院志·学位》
				万全大疫	《清史稿》卷四十《灾异志》
				蔡烈先著《万方针线》	《万方针线·自序》
1653		十	癸巳	程知著《医经理解》	《医经理解·自序》
1655	世祖 福临	十二	乙未	李中梓卒	郭佩兰《本草汇·识言》
				郭佩兰著《本草汇》	《本草汇》李中梓序
				费启泰著《救偏琐言》	《救偏琐言》方大猷序
1656		十三	丙申	西宁大疫	《清史稿》卷四十《灾异志》
1657		十四	丁酉	李月桂以《针灸大成》旧版残阙，复为补缀，分为十二卷	《四库全书总目提要》卷一百五《医家类存目》
1658		十五	戊戌	喻昌著《医门法律》	《医门法律·自序》
1659		十六	己亥	生药库改归太医院	《太医院志·制药》

公元	朝代	建元	干支	记事	资料来源
1659	世祖福临	十六	己亥	波兰人卜弥格（Mih-ael Boym）根据《本草纲目》植物部，译成拉丁文，促进欧洲植物学之进步	李涛《明代本草之成就》（《中华医史杂志》1.13.1955）
				翟良著《医学启蒙汇编》	《医学启蒙汇编·自序》
1660		十七	庚子	孙文胤著《丹台玉案》	《丹台玉案·自序》
1661		十八	辛丑	太医院省吏目、医士各二十人	《清史稿》卷一百二十一《职官志》
				生药库复隶礼部	同上
				沈穆著《本草洞诠》	《本草洞诠·自序》
1662	圣祖玄烨	康熙元	壬寅	五月，钦州、余姚大疫	《清史稿》卷四十《灾异志》
				北京通沟浍，其沟皆以巨石筑之，其中管粗数尺，皆生铜所铸	昭梿《啸亭杂录》卷十
				当时论痘：松江东地，多宗秦镜明；京口、江宁，咸推管橣；苏州悉遵翁仲仁。其取长在看，不在乎治	《临症指南》卷十《幼科要略》
				黄履庄仿制显微镜	《明季西洋传入之医学》卷九

公元	朝代	建元	干支	记事	资料来源
1662		康熙元	壬寅	马元仪著《马师津梁》	《四库全书总目提要》卷一百五《医家类存目》
				蒋示吉著《医宗说约》	《医宗说约·自序》
1663		二	癸卯	张志聪著《伤寒论宗印》	《伤寒论宗印·自序》
1664	圣祖玄烨	三	甲辰	定直省岁解药材，并折色钱粮，由户部收储付库	《清史稿》卷一百二十一《职官志》
				卢之颐卒	《清代医药家卢之颐及其著作》（《上海中医药杂志》7.330.1957）
				刘若金著《本草述》	《本草述》吴骥序
				汪昂著《本草备要》	《本草备要·自序》
1665		四	乙巳	刘若金卒	《本草述》吴骥序
				祁坤著《外科大成》	《外科大成·自序》
1666		五	丙午	汤若望卒。遗著涉及医学者，有《主制群征》《远镜说》	《明季西洋传入之医学》卷九

公元	朝　代	建　元	干支	记事	资料来源
1666		五	丙午	卜弥格著书论及中国脉学，描写切脉方法	《祖国医药文化流传海外考》(《医学史与保健组织》1.13.1957)
				柯琴校正《内经》	柯琴《伤寒来苏集·自序》
1667	圣　祖玄　烨	六	丁未	叶桂生	谢仲墨《温病要义》附录
				张璐著《伤寒缵论》	《伤寒缵论·自序》
				林起龙著《本草纲目必读》	《本草纲目必读·自序》
				尤乘辑《李士材三书》	《李士材三书》尤侗序
				刘孔敦序刊龚居中《女科百效全书》	《女科百效全书》刘序
1668		七	戊申	七月，内邱大疫	《清史稿》卷四十《灾异志》
				王维德生	《中医外科史》(《新中医药》11.41.1957)
				张登著《伤寒舌鉴》	《伤寒舌鉴·自序》
1669		八	己酉	柯琴著《伤寒来苏集》	《伤寒来苏集·自序》

公元	朝 代	建 元	干支	记事	资料来源
1670	圣 祖 玄 烨	九	庚戌	太医院吏目、医士名额仍复旧	《清史稿》 卷一百二十一 《职官志》
				正月，灵川大疫	《清史稿》 卷四十 《灾异志》
				高斗魁卒。生前著有《医家心法》《四明医案》	《南雷文案》 卷七 《高旦中墓志铭》、 《医宗己任编》
				张志聪著《素问集注》《侣山堂类辨》	汪昂《素问灵枢类纂约注·凡例》、《素问集注·自序》
				程应旄著《伤寒论后条辨直解》《医经句测》	《伤寒论后条辨直解·自序》
1671		十	辛亥	李而炽著《方钥纪要》	《广阳杂记》 卷三
				蒋示吉著《望色启微》	《望色启微·自序》
				徐彬撰《金匮要略论注》	《金匮要略论注·自序》
				李漈著《身经通考》	嘉庆五年 《高邑县志》 卷六、《身经通考·自序》
1672		十一	壬子	张志聪撰《灵枢经集注》	《灵枢经集注·自序》

公元	朝　代	建　元	干支	记事	资料来源
1672		十一	壬子	莫熺撰《难经直解》	《难经直解·自序》
				何镇著《本草纲目必读类纂》	《本草纲目必读类纂·自序》
				吴县疟疾流行	张氏《医通》卷三《疟》
1673		十二	癸丑	新城大疫	《清史稿》卷四十《灾异志》
				程林撰《金匮要略直解》	《金匮要略直解》李锦序
1675	圣　祖 玄　烨	十四	乙卯	太医院省吏目、医士各十人	《清史稿》卷一百二十一《职官志》
				本年，渔阳在天花流行时，有人设立坛厂，购求出痘夭亡儿尸，置火焚烧，似借此减少传染	《伤暑全书》后附刻喻嘉言《瘟疫论》林起龙序
				戴天章著《广瘟疫论》，后经坊刻易名《瘟疫明辨》，改题郑奠一作	《广瘟疫论》原刊本及乾隆四十三年戴祖启《识言》
				郭志邃著《痧胀玉衡》	《痧胀玉衡·自序》
				林澜著《伤寒折衷》	《伤寒折衷·自序》

公元	朝代	建元	干支	记事	资料来源
1675		十四	乙卯	释傅杰著《明医诸风疬疡全书指掌》	《明医诸风疬疡全书指掌·自序》
				罗美著《名医方论》	《名医方论·自序》
1676		十五	丙辰	程林著《医暇卮言》	《医暇卮言》尤侗序
1677		十六	丁巳	五月，上海大疫。六月，青浦大疫。七月，商州大疫	《清史稿》卷四十《灾异志》
1678		十七	戊午	苏州时疫盛行	同上
				陈素中著《伤寒辨证》	《伤寒辨证·自序》
1679	圣祖玄烨	十八	己未	周扬俊著《温热暑疫全书》	《温热暑疫全书·自序》
				蒋居祉编《本草择要纲目》	《本草择要纲目》杨耀祖序
1680		十九	庚申	正月，苏州大疫，溧水疫	《清史稿》卷四十《灾异志》
				汪琥撰《伤寒论辨证广注》	《伤寒论辨证广注·自序》
				王翃著《万全备急方》	《万全备急方·自序》
1681		二十	辛酉	北京五城设药厂十五处，每厂设医官、医生各一人	龚纯《清代的医事制度史料》(《人民保健》4.224.1960)

公元	朝 代	建 元	干支	记事	资料来源
1681		二十	辛酉	江阴、曲阳大疫。晋宁疫，人牛多毙	《清史稿》卷四十《灾异志》
				余姚痘疫盛行	黄百家《学箕初稿》卷二《天花仁术序》
				薛雪生	王吉民、金明渊《薛生白小传和他的生卒考》（《江苏中医》5.26.1963）
				程林著《圣济总录纂要》	《圣济总录》吴山涛序
1682	圣 祖 玄 烨	二十一	壬戌	五月，榆次疫	《清史稿》卷四十《灾异志》
				喻昌卒	《中国历代名医及其著述简表》（《中华医学杂志》29.6.330）
				汪昂著《医方集解》	《医方集解·自序》
1683		二十二	癸亥	春，宜城大疫	《清史稿》卷四十《灾异志》
				约在此时前后，医生复有倡论诊腹之法者	张志聪《伤寒论集注》卷首《凡例》、丹波元简《医剩》卷中《诊腹》

公元	朝代	建元	干支	记事	资料来源
1683	圣 祖 玄 烨	二十二	癸亥	吕留良卒。生前曾批《医贯》，并著有《东庄医案》	《吕晚村文集》附录吕公忠撰《行略》、《医宗己任编》
				张志聪著《伤寒论集注》，未竟而卒，高世栻补成之	《伤寒论集注》高世栻序
				周扬俊著《伤寒论三注》	《伤寒论三注》丁思孔序
				王翃著《握灵本草》《万全备急续方》	《握灵本草·自序》
				荷兰印度公司医生介绍中国针灸术到欧洲	《祖国医药文化流传海外考》(《医学史与保健组织》1.10.1957)
1684		二十三	甲子	萧埙著《女科经纶》	《女科经纶·自序》
1685		二十四	乙丑	诏医官博采医林载籍，勒成一书	《清史稿》卷七《圣祖本纪》
1686		二十五	丙寅	汪琥著《伤寒论辨证广注》	《伤寒论辨证广注》卷首《凡例》
1687		二十六	丁卯	正月，遣医官往治雅克萨军士疾	《清史稿》卷七《圣祖本纪》
				陈士铎著《石室秘录》《辨证录》	《石室秘录·自序》
				周扬俊著《金匮要略二注》	《金匮要略二注·自序》

公元	朝代	建元	干支	记事	资料来源
1687		二十六	丁卯	李用粹著《证治汇补》	《证治汇补·自序》
				石楷著《质疑录》	《质疑录·自序》
1688		二十七	戊辰	俄罗斯遣人至中国学痘医	《癸巳存稿》卷九
				王宏翰著《医学原始》。其中反映了中西汇通医学的思想	《明季西洋传入之医学》卷一
1689		二十八	己巳	汪昂著《素问灵枢类纂约注》	《素问灵枢类纂约注·自序》
				刘默著《证治百问》	《证治百问》唐起哲序
1690	圣祖玄烨	二十九	庚午	傅山卒	《历代人物年里碑传综表》
1691		三十	辛未	林澜卒。生前著有《灵素合抄》等书	民国十一年《杭州府志》卷一百五十《人物》
				沈李龙著《食物本草会纂》	《食物本草会纂·自序》
				贾所学原撰、尤乘增辑《药品辨义》	《药品辨义》尤序
				陈典以治疫有名京师	徐珂《清稗类抄·艺术类》
1692		三十一	壬申	太医院省豫授吏目	《历代职官表》卷三十六《太医院》

公元	朝代	建元	干支	记事	资料来源
1692		三十一	壬申	三月，郧阳大疫。五月，房县、广宗大疫。六月，富平、静宁疫。同官、陕西、凤阳大疫	《清史稿》卷四十《灾异志》
				汪绂生	朱筠《笥河文集》卷十一《汪先生墓表》
				沈目南撰《金匮要略编注》	《金匮要略编注》孟亮揆序
1693	圣　祖玄　烨	三十二	癸酉	七月，德平大疫	《清史稿》卷四十《灾异志》
				沈目南著《伤寒六经辨证治法》	《伤寒六经辨证治法·自序》
				沈镜微著《删注脉诀规正》	《删注脉诀规正·自序》
				何梦瑶生	《广东近代的中医教育》(《中华医史杂志》3.133.1982)
1694		三十三	甲戌	夏，湖州、桐乡大疫。秋，琼州大疫	《清史稿》卷四十《灾异志》
				德医甘弗氏介绍中国针灸术到德国	《祖国医药文化流传海外考》(《医学史与保健组织》1.10.1957)

公元	朝　代	建　元	干支	记事	资料来源
1694		三十三	甲戌	陈士铎著《洞天奥旨》	《洞天奥旨·自序》
				冯兆张著《锦囊秘录》	《锦囊秘录·自序》
1695		三十四	乙亥	高世栻著《素问直解》	《素问直解·自序》
				张璐著《医通》	《医通·自序》
				夏鼎著《幼科铁镜》	《幼科铁镜》梁国标序
1696	圣　祖玄　烨	三十五	丙子	李文来著《医鉴》	《医鉴·自序》
				景日昣著《嵩厓尊生书》	《嵩厓尊生书·自序》
1697		三十六	丁丑	夏，嘉定、介休大疫。青浦、宁州疫	《清史稿》卷四十《灾异志》
				王宏翰卒。为我国第一个接受西说之医家，生前曾撰《古今医史》	《明季西洋传入之医学》卷一，《古今医史·自序》
				陈治著《伤寒近前集》	《伤寒近前集·自序》
1698		三十七	戊寅	春，寿光、昌乐疫。夏，浮山、隰州疫	《清史稿》卷四十《灾异志》

公元	朝　代	建　元	干支	记事	资料来源
1698		三十七	戊寅	张璐著《千金方衍义》，旋卒	《千金方衍义·自序》、《中国历代名医及其著述简表》（《中华医学杂志》29.6.330）
1699		三十八	己卯	高世栻著《医学真传》	《医学真传》王嘉嗣序
1700		三十九	庚辰	陈岐著《医学传灯》	《医学传灯·自序》
1701		四十	辛巳	王道纯等校正《本草品汇精要》，并成《续集》十卷	王道纯《进〈本草品汇精要续集〉表》
	圣　祖 玄　烨			李菩著《痘疹要略》	《痘疹要略·自序》
1702		四十一	壬午	三月，连州疫	《清史稿》卷四十《灾异志》
				徐大椿生	袁枚《小仓山房文集》卷三十四《徐灵胎先生传》
1703		四十二	癸未	春，灵州、琼州大疫。五月，景州大疫，人死无算。六月，曲阜、巨野大疫，东昌疫。八月，文登大疫，民死几半	《清史稿》卷四十《灾异志》

公元	朝　代	建　元	干支	记事	资料来源
1704		四十三	甲申	春，南乐疫。河间、献县大疫，人死无算。六月，河泽疫。秋，章邱、东昌、清州大疫，福山瘟疫，人死无算；昌乐疫；羌州、宁海、潍县大疫	同上
1705		四十四	乙酉	黄元御生	《中国历代名医及其著述简表》（《中华医学杂志》29.6.330）
1706	圣　祖 玄　烨	四十五	丙戌	夏，房县、蒲圻大疫，崇阳疫	《清史稿》卷四十《灾异志》
				秦之桢著《症因脉治》	《症因脉治·自序》
				董采（废翁）卒。生前著有《西塘感证》	《医宗己任编》卷六至八、卞慧新《西塘感证作者考》
1707		四十六	丁亥	五月，平乐、永安州疫。七月，房县、公安大疫。八月，沔阳大疫	《清史稿》卷四十《灾异志》
				钱潢著《伤寒溯源集》	《伤寒溯源集·自序》
				钱峻编《丹方汇编》	《丹方汇编·自序》

公元	朝　代	建　元	干支	记事	资料来源
1708		四十七	戊子	二月，公安大疫。三月，沁源大疫。五月，灵州、武宁、蒲圻、凉州大疫	《清史稿》卷四十《灾异志》
				叶其榛著《幼科指掌》	《幼科指掌·自序》
1709		四十八	己丑	二月，湖州大疫。四月，桐乡、象山、高淳大疫，溧水疫。五月，太湖大疫，青州疫。六月，潜山、南陵、铜山、无为、东流、当涂、芜州大疫。十月，江南大疫	《清史稿》卷四十《灾异志》
1710	圣　祖玄　烨	四十九	庚寅	秋，湖州疫	同上
				梁文科著《集验良方》	《集验良方》张圣弼序
				郑重光撰《瘟疫论补注》	《瘟疫论补注·自序》
1711		五十	辛卯	孙望林编《良朋汇集》	《良朋汇集》黄公禾序
1712		五十一	壬辰	张锡驹著《伤寒论直解》	《伤寒论直解·自序》
1713		五十二	癸巳	冬，化州、阳江、广宁大疫	《清史稿》卷四十《灾异志》
				朱纯嘏著《痘疹定论》	《痘疹定论·自序》

公元	朝代	建元	干支	记事	资料来源
1714		五十三	甲午	太医院省御医二人	《清史稿》卷一百二十一《职官志》
				夏，阳江大疫	《清史稿》卷四十《灾异志》
				秦之桢著《伤寒大白》	《伤寒大白》高钤序
1715		五十四	乙未	亟斋居士著《达生篇》	《达生篇·自序》
1717	圣　祖玄　烨	五十六	丁酉	正月，天台疫	《清史稿》卷四十《灾异志》
				越南慧静编《洪义觉斯医书》二卷，搜集六百二十余种中国药品	《中国医学传入越南史事和越南医学著作》（《医学史与保健组织》3.193.1957）
				邓苑著《一草亭目科全书》	《一草亭目科全书》年希尧序
				沈金鳌生	徐寄鸥《沈金鳌先生传略》（《江苏中医》3.34.1963）
1718		五十七	戊戌	汪光爵卒。生前著有《医要》	《医籍考》卷六十五《方论》
1719		五十八	己亥	顾松园著《医镜》	《医镜》程简序

公元	朝　代	建　元	干支	记事	资料来源
1721	圣　　祖玄　　烨	六十	辛丑	春，富平、山阳疫	《清史稿》卷四十《灾异志》
				日本聘周南渡海，传授中国医学，五年而归。著有《其慎集》	乾隆二十五年《崇明县志》卷十六《人物》
				我国人痘接种术，经土耳其转传英国	《祖国医药文化流传海外考》（《医学史与保健组织》1.10.1957）
				美国卑尔史东医师试种人痘接种术	《祖国医药文化流传海外考》（《医学史与保健组织》1.12.1957）
1722		六十一	壬寅	太医院增置医士二十人	《历代职官表》卷三十六《太医院》
				七月，桐乡、嘉兴疫	《清史稿》卷四十《灾异志》
				烂喉痧之名，始见于记载	尤怡《金匮翼》卷五《喉类》
1723	世　　宗胤　　禛	雍正元	癸卯	责成九卿暨直省督抚各举年老医生	《清朝文献通考》卷一百二十八《职官》

公元	朝代	建　元	干支	记事	资料来源
1723		雍正元	癸卯	太医院增设御医五员	《太医院志·额缺》
				秋，平乡大疫，死者无算	《清史稿》卷四十《灾异志》
				林之翰著《四诊抉微》	《四诊抉微·自序》
1724	世　宗胤　禛	二	甲辰	六月，阳信大疫	《清史稿》卷四十《灾异志》
				姚球（旧题叶桂）著《本草经解要》	《本草经解要》杨缉祖序
				年希尧撰《集验良方》	《集验良方·自序》
				唐见著《医学心镜录》	《医学心镜录·自序》
1725		三	乙巳	纂修《古今图书集成》，其中《医部汇考》五百二十卷，集明以前医书之大成	蒋廷锡等《奉敕编校〈古今图书集成〉告竣上表文》
1726		四	丙午	四月，上元、曲沃疫。五月，大埔、献县疫	《清史稿》卷四十《灾异志》
				尤怡著《金匮心典》	《金匮心典·自序》
				孟河著《幼科直言》	《幼科直言》孙嘉淦序

公元	朝　代	建　元	干支	记事	资料来源
1727	世　宗 胤　禛	五	丁未	刑律规定：凡庸医为人用药针刺，不如本方，因而致死者，责令别医辨验药饵穴道，如无故害之情者，以过失杀人论，不许行医；若故违本方，诈疗疾病，而取财物者，计赃准窃盗论。因而致死，及因事故用药杀人者斩	《大清律例增修统纂集成》卷二
				夏，揭阳、海阳大疫。秋，澄海大疫，死者无算。冬，黄冈大疫，汉阳、钟祥、榆明疫	《清史稿》卷四十《灾异志》
				徐大椿著《难经经释》	《难经经释·自序》
				俞茂鲲著《痘科金镜赋集解》	《痘科金镜赋集解》王侃序
1728		六	戊申	三月，武进、镇洋大疫，常山疫。四月，太原、井陉、沁源、甘泉、获鹿、枝江、巢县疫，崇阳、蒲圻、荆门、山海卫、郧西大疫	《清史稿》卷四十《灾异志》
1729		七	己酉	太医院增御医五人	《清史稿》卷一百二十一《职官志》

公元	朝　代	建　元	干支	记事	资料来源
1729		七	己酉	李炳生	焦循《雕菰楼集》卷二十二《李炳墓志铭》
1730		八	庚戌	阎纯玺著《胎产心法》	《胎产心法·自序》
1731		九	辛亥	王子接著《古方选注》	《古方选注》魏荔彤序
1732	世　宗 胤　禛	十	壬子	昆山大疫，死者数千人。夏，会城疫	王士雄《洄溪医案·瘟疫》、《医学指南》陈实斋序
				沈受益卒	《吴医汇讲》卷四
				程钟龄著《医学心悟》	《医学心悟·自序》
				王子接著《得宜本草》	《得宜本草·自序》
1733		十一	癸丑	烂喉丹痧流行	丁甘仁《喉痧证治概要》引《叶天士医案》
				镇洋大疫，死者无算。昆山疫，上海大疫	《清史稿》卷四十《灾异志》
				程钟龄著《外科十法》	《外科十法·自序》
1734		十二	甲寅	陶承熹著《惠直堂经验方》	《惠直堂经验方·自序》

公元	朝 代	建 元	干支	记 事	资料来源
1735	世 宗 胤 禛	十三	乙卯	法国哈维译《脉诀》，在巴黎出版	《祖国医药文化流传海外考》（《医学史与保健组织》1.10.1957）
1736		乾隆元	丙辰	贵州瘟疫盛行	陈念祖《评急救经验良方》
				蒙古族觉罗伊桑阿精于整骨之术	《清稗类抄·艺术类》
				丁锦著《古本难经阐注》	《古本难经阐注·自序》
				徐大椿著《神农本草经百种录》	《神农本草经百种录·自序》
1737	高 宗 弘 历	二	丁巳	缪遵义、薛雪、叶桂，时称吴中三家	《清史稿》卷五百二《艺术·叶桂传》
1739		四	己未	清官修《医宗金鉴》，由吴谦等开始纂修	《医宗金鉴》卷首钱斗保《奏表》
				朱钥著《本草诗笺》	《本草诗笺》黄鹤鸣序
				舒诏著《辨脉篇》	《医籍考》卷十九《诊法》
				尤怡著《医学读书记》	《医学读书记》徐大椿序
				吴澄著《不居集》	《不居集·自序》
1740		五	庚申	王维德著《外科证治全生集》	《外科证治全生集·自序》

公元	朝代	建元	干支	记事	资料来源
1741		六	辛酉	张琰著《种痘新书》	《种痘新书·自序》
				黄庭镜著《目经大成》	《目经大成·自序》
1742	高宗 弘历	七	壬戌	六月，无为疫	《清史稿》卷四十《灾异志》
				壬戌、癸亥间，村落男妇，往往得奇疾：男子则尻骨生尾，女子则患阴挺	纪昀《阅微草堂笔记》卷三《如是我闻》
				《医宗金鉴》成书	原书卷首弘画等《奏表》
				德国开始推行人痘接种	《祖国医药文化流传海外考》(《医学史与保健组织》1.10.1957)
				沈彤著《释骨篇》	沈彤《果堂集》卷四《与望溪先生书》
1744		九	甲子	太医院公务，由管院大臣办理，不复申详礼部	《太医院志·额缺》
1745		十	乙丑	十一月，枣阳大疫	《清史稿》卷四十《灾异志》
				李仁山在日本长崎专施种痘，由是种痘法传入日本	《医学文化年表》

公元	朝代	建元	干支	记事	资料来源
1746		十一	丙寅	置蒙古医生	《清史稿》卷一百十八《职官志》
				叶桂卒	《温病要义》附录
1747		十二	丁卯	大江南北疫盛行。五月，蒙阴大疫	吴文坫《瘟疫明辨序》、《清史稿》卷四十《灾异志》
1748	高宗弘历	十三	戊辰	春，泰山、曲阜大疫。夏，胶州、东昌、福山大疫。秋，东平大疫	《清史稿》卷四十《灾异志》
				黄元御著《伤寒悬解》《金匮悬解》	《伤寒悬解·自序》
				谢玉琼著《麻科活人书》，其中对"肺炎"已有记载	《麻科活人书·自序》
1749		十四	己巳	五月，青浦、武进大疫。七月，永丰、溧水疫	《清史稿》卷四十《灾异志》
				《医宗金鉴》刊行	《四库全书总目提要》卷一百四《医家类》
				方肇权著《方氏脉症正宗》	《方氏脉症正宗》钱为光序

公元	朝　代	建　元	干支	记事	资料来源
				陈复正著《幼幼集成》	《幼幼集成·自序》
1750		十五	庚午	黄宫绣著《医学求真录总论》	《四库全书总目提要》卷一百五《医家类存目》
1751		十六	辛未	孔毓礼著《痢疾论》	《痢疾论·自序》
				何梦瑶著《医碥》	《医碥·自序》
1752	高　宗弘　历	十七	壬申	《医宗金鉴》一书传入日本	《医学文化年表》
				沈悦庭卒	《吴医汇讲》卷四
				黄元御著《四圣悬枢》	《四圣悬枢·自序》
1753		十八	癸酉	陈念祖生	林亦岐《长乐陈修园先生年表》（《新中医药》12.41.1957）
				孙星衍生	阮元《揅经室二集》卷三《孙星衍传》
				黄元御著《四圣心源》《长沙药解》	《四圣心源·自序》
				袁旬著《痘疹精言》	《痘疹精言·自序》

公元	朝代	建元	干支	记事	资料来源
1754		十九	甲戌	薛雪著《医经原旨》	《医经原旨·自序》
				黄元御著《玉楸药解》	《玉楸药解·自序》
				汪文琦著《杂症会心录》	《杂症会心录·自序》
1756		二十一	丙子	春，湖州、苏州、娄县、崇明、武进、泰州大疫。夏，通州大疫。十一月，凤阳大疫	《清史稿》卷四十《灾异志》
1757	高宗弘历	二十二	丁丑	四月，桐乡大疫。七月，陵川、江苏大疫	《清史稿》卷四十《灾异志》、李炳《辨疫琐言》
				吴仪洛著《本草从新》	《本草从新·自序》
				张宗良著《喉科指掌》	《喉科指掌》彭启丰序
				徐大椿著《医学源流论》	《医学源流论·自序》
1758		二十三	戊寅	吴瑭生	骆勉《吴鞠通年岁考》（《江苏中医》12.34.1964）
				强健著《痘症宝筏》	《痘症宝筏·自序》
				汪绂著《医林纂要探源》	《医林纂要探源·自序》

公元	朝代	建 元	干支	记事	资料来源
1759		二十四	己卯	汪绂卒	《笋河文集》卷十一《汪先生墓表》
				徐大椿著《伤寒类方》	《伤寒类方·自序》
				金理著《医原图说》	《医原图说》曹锡宝序
1760		二十五	庚辰	春，平定大疫。六月，嘉善大疫。冬，靖远大疫	《清史稿》卷四十《灾异志》
				顾澄著《疡医大全》	《疡医大全·自序》
1761	高宗弘历	二十六	辛巳	吴仪洛著《成方切用》	《成方切用·自序》
				洪缉庵著《虚损启微》	《虚损启微》张廷枚序
1763		二十八	癸未	嘉兴、湖州、松江、太仓、苏州诸州府，月内小儿，有口噤不乳，两腮肿硬，名谓"螳螂子"	唐千顷《大生要旨》卷五
1764		二十九	甲申	益都天花流行	翟良《痘科类编释意·自序》
				徐大椿著《兰台轨范》	《兰台轨范·自序》
				何梦瑶卒	刘小斌《广东近代的中医教育》（《中华医史杂志》3.133.1982）

公元	朝代	建元	干支	记事	资料来源
1765		三十	乙酉	赵学敏著《本草纲目拾遗》	《本草纲目拾遗·自序》
1766		三十一	丙戌	吴仪洛著《伤寒分经》	《伤寒分经·自序》
				华岫云刊行叶桂《临症指南医案》	《临症指南医案》李同华序
1767	高　宗 弘　历	三十二	丁亥	八月，嘉善大疫	《清史稿》卷四十《灾异志》
				曹仁伯生	褚玄仁《清代江苏名医曹仁伯先生传》（《江苏中医》3.35.1963）
				孙从添卒。生前著有《石芝医话》	《吴医汇讲》卷三
				徐大椿著《慎疾刍言》	《慎疾刍言·自序》
1768		三十三	戊子	桐城疫疹（猩红热）流行	余霖《疫疹一得》卷上
				王清任生	宋向元《王清任事迹琐探》（《医史杂志》3.2.7.1951）
				尤怡著《金匮翼》	《金匮翼》尤世辅序
1769		三十四	己丑	娄县疹症大行	怀抱奇《医彻》卷一《发疹类》

公元	朝代	建元	干支	记事	资料来源
1769		三十四	己丑	沈又彭著《伤寒论读》	《伤寒论读·凡例》
1770		三十五	庚寅	闰五月，兰州大疫	《清史稿》卷四十《灾异志》
				薛雪卒	《薛生白小传和他的生卒考》(《江苏中医》5.26.1963)
				舒诏著《伤寒集注》	《伤寒集注·自序》
				赵学敏序录《利济十二种》，今仅存《串雅内外编》《本草纲目拾遗》两种	王重民《赵学敏传》(《医史杂志》2.3.43.1951)
1771	高　宗弘　历	三十六	辛卯	绮石《理虚元鉴》约刻于此年	《理虚元鉴》柯怀祖序及华杰序
1772		三十七	壬辰	娄县疹症大行，延至明年	《医彻》卷一《发疹类》
				林珮琴生	林芝本《先考羲桐府君传略》
				魏玉璜卒。生前著有《续名医类案》	《续名医类案》附录胡敬《先友记》
				越南黎有卓撰《海上医宗心领》六十六卷，其中理论方面采用《内经》，用药一半采用中国	《中国医学传入越南史事和越南医学著作》(《医学史与保健组织》3.193.1957)

公元	朝代	建元	干支	记事	资料来源
1773		三十八	癸巳	黄宫绣著《本草求真》	《本草求真》秦承恩序
				吴道源著《痢症汇参》《女科切要》	《痢症汇参·自序》
				沈金鳌著《沈氏尊生书》	《沈氏尊生书·自序》
1774		三十九	甲午	王琦卒。生前曾刻《医林指月》	《周慎斋遗书》赵树元序
1775	高宗弘历	四十	乙未	武强大疫	《清史稿》卷四十《灾异志》
				陈当务著《证治要义》	《证治要义》戴第元序
				沈懋发著《服食须知》	《服食须知·自序》
1776		四十一	丙申	沈金鳌卒	《沈金鳌先生传略》(《江苏中医》3.34.1963)
				何秀山序俞根初《通俗伤寒论》	《通俗伤寒论》何序
1777		四十二	丁酉	庄一夔著《福幼编》	《福幼编·序》
1778		四十三	戊戌	俞震著《古今医案按》	《古今医案按·自序》
				董西园著《医级》	《医级·自序》

公元	朝　代	建　元	干支	记事	资料来源
1780		四十五	庚子	徐大椿卒	《小仓山房文集》卷三十四《徐灵胎先生传》
				何璜卒	《吴医汇讲》卷六
				车宗辂、胡宪丰著《伤寒第一书》	《伤寒第一书》胡宪丰序
				汪喆著《产科心法》	《产科心法·自序》
1782		四十七	壬寅	《四库全书》修成，著录医药九十七部，另有存目书九十四部、附录六部	永瑢等《四库全书》告成表文
1783	高　宗弘　历	四十八	癸卯	六月，瑞安大疫	《清史稿》卷四十《灾异志》
1784		四十九	甲辰	西洋参第一次输入广州	《祖国医药文化流传海外考》（《医学史与保健组织》1.10.1957）
				伤寒与温热争论，日益纷歧	任应秋《中国医学史略》
				杨璿著《伤寒温疫条辨》	《伤寒温疫条辨·自序》
1785		五十	乙巳	冬，青浦大疫	《清史稿》卷四十《灾异志》

公元	朝代	建元	干支	记事	资料来源
1785		五十	乙巳	旱荒，白缠喉风流行——是为白喉第一度流行	李庆坪《我国白喉考略》（《医学史与保健组织》2.100.1957）
				沈果之卒。生前著有《医学希贤录》	《医籍考》卷六十六《方论》
1786	高　宗弘　历	五十一	丙午	命各省广劝栽植甘薯，以备荒疗痴。陆耀因有《甘薯录》之辑。所载卫生一门，足补《本草纲目》所未及	《本草纲目拾遗》卷八
				春，泰州、通州、合肥、赣榆、武进、苏州大疫。夏，日照、范县、莘县、莒州大疫，昌乐疫，东光大疫	《清史稿》卷四十《灾异志》
				长葛疟疾流行	李守先《针灸易学·序》
				曾鼎著《痘疹会通》，后更名为《幼科指归》	《痘疹会通·自序》
1787		五十二	丁未	刘秉锦撰《疫痧二证合编》	《疫痧二证合编》刘嗣宗序
1789		五十四	己酉	吴其濬生	王筠默《吴其濬和〈植物名实图考〉》（《中华医史杂志》4.254.1955）

公元	朝　代	建　元	干支	记事	资料来源
1789		五十四	己酉	刘奎著《松峰说疫》	《松峰说疫·自序》
				周震著《幼科指南》	《幼科指南》周高烦序
				罗国纲著《会约医镜》	《会约医镜·自序》
				陈杰著《回生集》	《回生集·自序》
1790	高　宗 弘　历	五十五	庚戌	三月，镇番大疫。八月，云梦大疫	《清史稿》卷四十《灾异志》
				邹澍生	周仪颢《邹润安先生传》
				杜玉友著《本草辑要》	《本草辑要·自序》
1792		五十七	壬子	九月，黄梅大疫	《清史稿》卷四十《灾异志》
				唐大烈编《吴医汇讲》，为我国最早医学杂志	《吴医汇讲·自序》
1793		五十八	癸丑	京师大疫。冬，嘉善大疫	吴瑭《温病条辨序》、《清史稿》卷四十《灾异志》

公元	朝　代	建　元	干支	记事	资料来源
1793		五十八	癸丑	内府大臣领太医院务	《清史稿》卷一百二十一《职官志》
				杜玉友著《伤寒辑要》	《伤寒辑要·自序》
1794	高　宗 弘　历	五十九	甲寅	始制狗皮膏，由是流传	《长乐陈修园先生年表》（《新中医药》12.43.1957）
				余霖著《疫疹一得》	《疫疹一得·自序》
1795		六十	乙卯	十二月，瑞安大疫	《清史稿》卷四十《灾异志》
				随霖著《羊毛温症论》	《羊毛温症论·自序》
1796		嘉庆元	丙辰	吴贞安著《伤寒指掌》	《伤寒指掌·自序》
				萧晓亭著《疠疾辑要》《疠疾备要》	《疠疾辑要·自序》
1797	仁　宗 颙　琰	二	丁巳	六月，宁波大疫	《清史稿》卷四十《灾异志》
				痘疹科并入小方脉，咽喉、口齿共为一科，谓之太医九科（大方脉、小方脉、伤寒、妇人、疮疡、针灸、眼科、口齿咽喉、整骨）	《太医院志·职掌》

公元	朝 代	建 元	干支	记事	资料来源
1797		二	丁巳	王清任于滦州查视义冢破腹小儿，注意研究人身脏腑	《医林改错》卷上《脏腑记叙》
				吕震名生	潘遵祁《西圃文集》卷三《钱塘吕榇村司马传略》
1798	仁 宗 颙 琰	三	戊午	五月，临邑大疫	《清史稿》卷四十《灾异志》
				王旭高生	徐彦敏《追访王旭高先生遗事》（《江苏中医》5.27.1963）
				吴瑭著《温病条辨》	《温病条辨·自序》
				李守先著《针灸易学》	《针灸易学·自序》
1799		四	己未	顾观光生	张文虎《舒艺室杂著》甲下《顾尚之别传》
				孙星衍、孙冯翼校定《神农本草经》	《神农本草经》张炯序
				黄宫绣著《锦芳医案》	《锦芳医案·自序》
1800		五	庚申	五月，宣平大疫	《清史稿》卷四十《灾异志》

公元	朝　代	建　元	干支	记事	资料来源
1800		五	庚申	在康熙时，始知金鸡勒能治疟疾。至是查晋斋自广东带回此物，使用渐广	《本草纲目拾遗》卷六
				张基序刊《古本难经阐注》	《古本难经阐注》张序
1801	仁　宗顒　琰	六	辛酉	太医院整骨科，划归上驷院蒙古医生长兼充	《太医院志·职掌》
				恒山东北，温疟成患	陈念祖《时方妙用·小引》
				陈耕道著《疫痧草》	《疫痧草·自序》
				唐大烈卒。《吴医汇讲》停刊	《吴医汇讲》十一卷唐庆耆《跋尾》
1803		八	癸亥	陈念祖《时方妙用》《神农本草经读》成书	《时方妙用》蒋庆龄序
1804		九	甲子	郑瀚撰《重楼玉钥续编》	《重楼玉钥·自序》
				邓赞夫著《目科正宗》	黄瑛怀《目经大成》卷首《序》及《凡例》后《识语》
				叶慕樵著《平易方》	《平易方·自序》
				计楠著《客尘医话》	《客尘医话》沈翱序

192

公元	朝代	建元	干支	记事	资料来源
1805	仁　宗 颙　琰	十	乙丑	二月，东光大疫。三月，永嘉大疫	《清史稿》 卷四十 《灾异志》
				英国人皮尔逊（Pearson）《种痘奇法详悉》在广州刊行，介绍牛苗免疫法	《中国预防医学思想史》
				程文囿著《杏轩医案》，其中载有血崩、石淋奇症，对子宫癌、膀胱结石已有明确认识	《杏轩医案》刘权之序及《族媪血崩》《族子石淋》
				李炳卒。生前著有《金匮要略注》《西垣诊籍》《辨疫琐言》	《雕菰楼集》 卷二十二 《李炳墓志饴》
				高秉钧著《疡科临症心得集》	《疡科临症心得集》孙尔准序
				方灿著《种痘真传》	《种痘真传·自序》
1806		十一	丙寅	吴师机生	《通俗中国医学史话》
				齐有棠著《齐氏医案》	《冷庐医话》 卷二
1808		十三	戊辰	王士雄生	《中国历代名医及其著述简表》（《中华医学杂志》29.6.331）
				怀抱奇著《医彻》	《医彻》王昶序

公元	朝代	建元	干支	记事	资料来源
1808		十三	戊辰	邱熺著《引痘略》	《引痘略》唐方煦序
				钱秀昌著《伤科补要》	《伤科补要·自序》
1809		十四	己巳	吴世铠著《本草经疏辑要》	《本草经疏辑要》许宗彦序
				顾锡著《银海指南》	《银海指南》朱方增序
1810		十五	庚午	朱陶性序刊尤怡《伤寒贯珠集》	《伤寒贯珠集》朱序
				周位西著《增辑良方集要》	《增辑良方集要·自序》
1811	仁 宗 颙 琰	十六	辛未	七月，永昌大疫	《清史稿》卷四十《灾异志》
				朱陶性序刊戈维城《伤寒补天石》	《伤寒补天石》朱序
1812		十七	壬申	黄凯钧著《友渔斋医话》	《友渔斋医话·自序》
1813		十八	癸酉	清政府严定贩运鸦片烟律，吸者并罪之	《清史稿》卷十六《仁宗纪》
				莫文泉生	《珍本医书集成续编·提要·经方例释》
1814		十九	甲戌	闰二月，枝江大疫	《清史稿》卷四十《灾异志》

公元	朝代	建 元	干支	记事	资料来源
1815		二十	乙亥	春，泰州疫。四月，东阿、东平疫。七月，宣州疫，武城大疫。元和时疫	《清史稿》卷四十《灾异志》、《曹仁伯医案·嘉庆乙亥元和时疫论》
				《重楼玉钥》刊行。其中对于白喉开始详确记载	《重楼玉钥·咽喉不治之症》
				内邱大疫	《清史稿》卷四十《灾异志》
1816	仁　宗顒　琰	二十一	丙子	陆成本著《经验良方》	《经验良方·自序》
1817		二十二	丁丑	白喉第二度流行	《我国白喉考略》（《医学史与保健组织》2.100.1957）
				程文圃著《医述》	《医述》胡赓枚序
1818		二十三	戊寅	十一月，诸城大疫	《清史稿》卷四十《灾异志》
				孙星衍卒	《揅经室二集》卷三《孙星衍传》
				陆懋修生	《辞海》
				关韬生。为我国第一习西医者	王吉民《中国新医事物纪始》（《中华医学杂志》31.5、6合刊.287.1945）

公元	朝　代	建　元	干支	记事	资料来源
1818		二十三	戊寅	曾烺著《治验偶存》	《治验偶存》王聘珍序
1819		二十四	己卯	五月，恩施大疫	《清史稿》卷四十《灾异志》
1820	仁　宗顒琰	二十五	庚辰	七月，永丰、桐乡、太平、青浦大疫。八月，乐清大疫，永嘉大瘟疫流行。冬，嘉兴大疫	《清诗铎》卷二十三郭仪霄《秋疫叹》、《清史稿》卷四十《灾异志》
				真性霍乱（俗称吊脚痧）传入中国。患者不绝	《冷庐医话》卷三
				孙德润编《医学汇海》	《医学汇海·自序》
				刘松岩著《目科捷径》	《目科捷径·自序》
1821	宣　宗旻宁	道光元	辛巳	江浙大疫，自夏徂秋，病吐泻转筋。丹阳城乡死者，日以数十计	《清诗铎》卷二十三柳树芳《纪疫》、《医林改错》卷下《瘟毒吐泻转筋说》、《类证治裁》卷四《霍乱门医案》
				寇兰皋著《痧症传信方》	《痧症传信方·自序》

公元	朝代	建元	干支	记事	资料来源
1821		道光元	辛巳	汪期莲辑《瘟疫汇编》，开始记载苍蝇为瘟疫（霍乱）传染之媒介	《瘟疫汇编》卷十五
				熊笏著《中风论》	《中风论·自序》
1822	宣 宗 旻 宁	二	壬午	夏，无极、南乐、临榆大疫。七月，宣城、安定大疫，滇南痧症盛行	《清史稿》卷四十《灾异志》，《痧症全书》陈鸿《序》
				诏令太医院停止针灸科	《太医院志·职掌》
				牛痘术传入江苏	《中国预防医学思想史》
				张廉著《麻疹阐注》	《麻疹阐注》寿椿序
1823		三	癸未	春，泰州大疫。秋，临榆大疫	《清史稿》卷四十《灾异志》
				白喉第三度流行	《我国白喉考略》（《医学史与保健组织》2.100.1957）
				陈念祖卒	宋大仁《清代名医陈修园传略》（《中医杂志》5.56.1955）

公元	朝代	建元	干支	记事	资料来源
1823		三	癸未	钱松刻《辨证奇闻》，其中篇目文字与陈士铎《辨证录》悉同	耿鉴庭《爱国医家傅青主的医学著作真伪问题》（《中华医史杂志》2.77.1953）
				周纪常编《女科辑要》	《女科辑要·自序》
				顾金寿著《吴门治验录》	《吴门治验录》潘奕隽序
1824	宣　宗 旻　宁	四	甲申	平谷、南乐、清苑大疫	《清史稿》卷四十《灾异志》
				程文囿编《杏轩医案续录》	《杏轩医案》吴赓枚序
1825		五	乙酉	由本年至明年，吴下盛行烂喉丹痧	《痧喉证治概要》
				胡澍生	胡培系《户部郎中胡尹荄甫事状》
				章楠撰《医门棒喝初集》	《医门棒喝初集·自序》
1826		六	丙戌	冬，霸化疫	《清史稿》卷四十《灾异志》
				胡嗣超著《伤寒杂病论》	《伤寒杂病论·自序》
1827		七	丁亥	冬，武城疫	《清史稿》卷四十《灾异志》

公元	朝 代	建 元	干支	记事	资料来源
1827		七	丁亥	广东乳源廖凤池得牛痘术传入宜章	《中国预防医学思想史》
				罗天鹏创造幌床，使病人卧之，可助消化，畅流血液	朱颜《中国古代医学的成就·整骨类》
				邵澍卒。生前著有《邵氏伤寒成方辑要》	《珍本医书集成续编·提要》
				德丰著《草药图经》《罗军门集验简易良方》	《草药图经》莫树藩序、自序
1828	宣　宗旻　宁	八	戊子	北京设种痘公局	《中国预防医学思想史》
				日本岩崎常正根据《本草纲目》成《本草图说》一书	《医学文化年表》
				陆言著《经验方抄》	《经验方抄·自序》
1829		九	己丑	黄宽生	王吉民《我国早期留学西洋习医者黄宽传略》（《中华医史杂志》2.98.1954）
				张琦著《素问释义》	《素问释义·自序》
				邵雨撰《外科辑要》	《外科辑要》周如春序
1830		十	庚寅	白喉流行于江苏、浙江、天津一带，是为第四度流行	《我国白喉考略》（《医学史与保健组织》2.100.1957）

公元	朝代	建元	干支	记事	资料来源
1830		十	庚寅	福州痘疫盛行。童稚生存十不四五	《引痘略·序》
				王清任著《医林改错》，其中对小儿麻痹症似有相当认识	《医林改错》卷上《脏腑记叙》、卷下《论小儿半身不遂》
				张曜孙著《产孕集》	《产孕集·自序》
1831	宣 宗 旻宁	十一	辛卯	秋，永嘉瘟	《清史稿》卷四十《灾异志》
				王清任卒	《王清任事迹琐探》(《医史杂志》3.2.7.1951)
				许克昌、毕法同辑《外科证治全书》	《外科证治全书》程怀璟序
				吴金寿汇刊《叶氏医效秘传》及《叶、薛、缪三家医案》	《叶氏医效秘传》张文燮序
				日人丹波元胤著《医籍考》	《医籍考》丹波元坚序
1832		十二	壬辰	三月，武昌、咸宁、潜江大疫。四月，蓬莱疫。五月，黄陂、汉阳、宜都、石首大疫，死者无算。崇阳、松滋大疫。八月，应城、黄梅、公安大疫	《清史稿》卷四十《灾异志》

公元	朝　代	建　元	干支	记事	资料来源
1832		十二	壬辰	夏秋之间，天津痧症大作	梅成栋《痧症传信方·序》
1833		十三	癸巳	春，诸城大疫。四月，嵊县大疫。五月，宣城、永嘉、日照、定海厅大疫	《清史稿》卷四十《灾异志》
				杨时泰著《本草述钩玄》	《本草述钩玄·自序》
1834	宣　　宗 旻　　宁	十四	甲午	六月，宣平、高淳大疫	《清史稿》卷四十《灾异志》
				曹仁伯卒	《清代江苏名医曹仁伯传》(《江苏中医》3.35.1963)
				高文晋著《外科图说》，其中有外科应用刀剪钳针各式物件全图，开医用器械图解之先声	《外科图说》第一卷
1835		十五	乙未	七月，范县大疫	《清史稿》卷四十《灾异志》
				章楠著《医门棒喝二集》	《医门棒喝·自序》
				李文荣著《仿寓意草》	《仿寓意草》陶澍序
1836		十六	丙申	夏，青州疫，海阳、即墨大疫	《清史稿》卷四十《灾异志》

公元	朝代	建元	干支	记事	资料来源
1836		十六	丙申	牛痘苗传至扬州，并分种芜湖	《中国预防医学思想史》
				第一次施行割除乳癌手术	《中国新医事物纪始》（《中华医学杂志》31.5、6合刊，288.1945）
				吴瑭卒	《吴鞠通年岁考》（《江苏中医》12.32.1964）
				吴篯著《临证医案笔记》	《临证医案笔记·自序》
1837	宣　宗 旻　宁	十七	丁酉	邹澍著《本经疏证》《续疏》《本经序疏要》	《本经疏证·自序》
				陆儋辰著《运气辨》	《运气辨·自序》
1838		十八	戊戌	天津时疫流行，患喉症者极多	冯相菜《重楼玉钥·序》
1839		十九	己亥	九月，云梦大疫	《清史稿》卷四十《灾异志》
				林则徐查毁鸦片	《清史稿》卷三百六十九《林则徐传》
				林珮琴卒。生前著有《类证治裁》	《类证治裁·自序》及林芝本《先考羲桐府君传略》

公元	朝　代	建　元	干支	记事	资料来源
1840		二十	庚子	江西痘师刘子堃由新昌挟其术至省之奉新	《中国预防医学思想史》
				陈莲舫生	上海中医文献研究馆编《中国历代名医史·名医篇》
				姚澜著《本草分经》	《本草分经》方秉序
1841		二十一	辛丑	蒋宝素著《医略》	《医略》李承霖序
				谢元庆著《良方集腋》	《良方集腋》顾承序
	宣　宗　旻　宁			曹禾著《疡医蜕术录》	曹禾《豆医蠡酌录·序》
1842		二十二	壬寅	正月，高淳大疫。夏，武昌、蕲州大疫	《清史稿》卷四十《灾异志》
				柳宝诒生	祝耀长《中医柳冠群先生纪实》(《江苏中医》9.35.1962）
1843		二十三	癸卯	太医院裁医士十名，御医二员	《太医院志·额缺》
				七月，麻城、定南厅大疫。八月，常山大疫	《清史稿》卷四十《灾异志》

公元	朝代	建元	干支	记事	资料来源
1844		二十四	甲辰	中国第一次施行膀胱结石手术	《中国新医事物纪始》(《中华医学杂志》31.5、6合刊.288.1945)
				邹澍卒	周仪颢《邹润安先生传》
				顾观光辑《神农本草经》	《神农本草经·自序》
				曹禾著《豆医蠡酌录》	《豆医蠡酌录·自序》
1845	宣　宗旻　宁	二十五	乙巳	郑光祖著《一斑录》,其中医学部分深获折衷中西之旨	《明季西洋传入之医学》卷九
1846		二十六	丙午	吴其濬卒	《吴其濬和〈植物名实图考〉》(《中华医史杂志》4.254.1955)
				夏,暑风甚剧,时疫大作,俱兼喉痛,亡者接踵。周克庵为作《暑风论》	《冷庐医话》卷三
1847		二十七	丁未	秋,永嘉大疫	《清史稿》卷四十《灾异志》
				余景和生	鸿仁《余听鸿先生传略》(《江苏中医》2.37.1958)

公元	朝代	建元	干支	记事	资料来源
1847		二十七	丁未	中国第一部医学字典《中英文医学辞汇》出版	《中国新医事物纪始》（《中华医学杂志》31.5、6合刊.288.1945）
1848	宣宗旻宁	二十八	戊申	春，永嘉大疫	《清史稿》卷四十《灾异志》
				中国第一次试用氯仿麻醉法	《中国新医事物纪始》（《中华医学杂志》31.5、6合刊.289.1945）
				陆应谷序刊吴其濬《植物名实图考》及《长编》	《植物名实图考》陆序
				赵术堂著《医学指归》	《医学指归·自序》
1849		二十九	己酉	五月，丽水大疫	《清史稿》卷四十《灾异志》
				上海已有公墓	《中国预防医学思想史》
				侯功震著《痘疹大成》	《痘疹大成·自序》
				李文荣著《知医必辨》	《知医必辨·自序》
1850		三十	庚戌	白喉第五度流行	《我国白喉考略》（《医学史与保健组织》2.100.1957）

公元	朝 代	建 元	干支	记事	资料来源
1850	宣　宗　旻　宁	三十	庚戌	中国第一次应用大枫子油，治疗麻风	《中国新医事物纪始》（《中华医学杂志》31.5、6合刊.289.1945）
				吕震名著《伤寒寻源》	《伤寒寻源·自序》
				文晟《医方十种汇编》始于此时	《医方十种汇编·自序》
				王士雄著《王氏医案》	《王氏医案》杨照藜序
1851	文　宗　奕　詝	咸丰元	辛亥	夏秋之间，浙中时疫，俗名吊脚痧	《评急救经验良方》
				阳原疫疠盛行。刘琛制解疫汤，活人无算	李泰棻《阳原县志》卷十二《方技》
				《全体新论》刊行，为西医书籍之始	《医事综览·新医学之发达》
				费伯雄于咸同间，以医名远近。清末诸医，以伯雄为最著	《清史稿》卷五百二《本传》
				曹禾著《医学读书志》	《医学读书志·自序》
				廖平生	章炳麟《太炎文录续编》五下《廖平墓志铭》
				唐宗海生	任应秋《中医各家学说》第八章1980版

公元	朝 代	建 元	干支	记事	资料来源
1851		咸丰元	辛亥	魏玉璜著《柳州医话》	《柳州医话》王士雄序
1852		二	壬子	天津设保赤堂（后改名保赤牛痘局）施种牛痘	王守恂《天津政俗沿革记》卷十二
				吕震名卒	《西圃文集》卷三《吕楳村传略》
				王士雄著《温热经纬》	《温热经纬·自序》
1853	文 宗 奕 詝	三	癸丑	太平天国建都南京。征聘医士，以李俊良为内医之长	耿鉴庭《太平天国医林人物传》（《中华医史杂志》3.176.1954）
				八月，上海小刀会起义，推疡科医生刘丽川为首	同上
				王士雄著《潜斋医话》《古今医案按选》	《潜斋医话·自序》
1854		四	甲寅	张世镳（镶云）生	《中国历代医学史·名医篇》
				吴烨撰《医学辑要》	《医学辑要》陈照序
1855		五	乙卯	六月，清水大疫	《清史稿》卷四十《灾异志》

公元	朝代	建元	干支	记事	资料来源
1856	文宗 奕詝	六	丙辰	五月，咸宁大疫。杭州霍乱——吊脚痧盛行	《清史稿》卷四十《灾异志》、《冷庐医话》卷三
				秋，白喉第六度流行	《我国白喉考略》（《医学史与保健组织》2.100.1957）
				周学海生	陈三立《散原精舍文集》卷六《浙江候补道周君墓志铭》
				郑文焯生	孙雄《旧京文存》卷八《郑文焯别传》
				关韬任军医，为我国军队任用西医之始	《中国新医事物纪始》（《中华医学杂志》31.5、6合刊.287.1945）
1857		七	丁巳	中国第一位在国外习医者为黄宽，在苏格兰爱丁堡大学毕业回国	同上
				吴士瑛著《痢疾明辨》	《痢疾明辨·自序》
1858		八	戊午	三衢，沿门合境，尽患瘟疫——大头瘟等	雷丰《时病论》卷八《附论》
				钱沛《增补治疹全书》刊行	《增补治疹全书》赵朋元序

公元	朝代	建元	干支	记事	资料来源
1858		八	戊午	陆以湉著《冷庐医话》	《冷庐医话·自序》
				叶灏著《增广大生要旨》	《增广大生要旨》李钟瀚序
				潘霨辑《内功图说》	《内功图说·自叙》
1859		九	己未	全国医院，共有外国医生二十八人	中医研究院《中国医学史简编》
1860	文 宗 奕 詝	十	庚申	北京、烟台、汕头、镇江、汉口、台湾、杭州、宜昌、牛庄、虎门、梧州、东莞，先后设立教会医院	同上
				中国第一次施行胚胎截开术	《中国新医事物纪始》（《中华医学杂志》31.5、6合刊.289.1945）
				何炳元（廉臣）生	王恕常《何廉臣传》
				张锡纯（寿甫）生	张铭勋《先祖锡纯公传略》
1861		十一	辛酉	春，即墨大疫。六月，黄县大疫	《清史稿》卷四十《灾异志》
				中国第一张医学照片，为广州博济医院所摄肿瘤患者之照片	《中国新医事物纪始》（《中华医学杂志》31.5、6合刊.289.1945）

公元	朝代	建元	干支	记事	资料来源
1861	文宗奕詝 宗	十一	辛酉	石寿棠著《医原》	《医原·自序》
				谢星焕著《得心集医案》	《得心集医案》王禹绪序
				苏州雷如金始制六神丸销售，治咽喉诸病颇效	曹元忠《笺经室遗集》卷十六《雷子纯家传》
1862	穆宗载淳 宗	同治元	壬戌	京师大疫。五月，天津亦大疫，由奉天传来	薛福成《庸盦笔记》卷六、邓之诚《骨董三记》卷一引《津门闻见录》
				上海静安寺路筑成，具有现代下水道	《中国预防医学思想史》
				顾观光卒	《舒艺室杂著》甲下《顾尚之别传》
				王旭高卒	《追访王旭高先生遗事》（《江苏中医》5.27.1963）
				王士雄著《重订霍乱论》	《重订霍乱论·自序》
1863		二	癸亥	霍乱流行	《中西医话》卷七
				六月，皋兰、江山大疫。八月，蓝田、三原大疫	《清史稿》卷四十《灾异志》
				江南始设牛痘局	《中国预防医学思想史》

公元	朝 代	建 元	干支	记事	资料来源
1863		二	癸亥	屠道和著《本草汇纂》	《本草汇纂·自序》
				费伯雄著《医醇賸义》	《医醇賸义·自序》
1864	穆　宗　载　淳	三	甲子	夏，启山、江山、崇仁大疫。秋，公安大疫	《清史稿》卷四十《灾异志》
				吴师机设存济堂药局于扬州，岁阅症五六万人，多用膏药治病	《理瀹骈文》吴官业序及《存济堂药局修合施送方并加药法》
				吴师机著《理瀹骈文》	《理瀹骈文》许楣序
1865		四	乙丑	湖南设牛痘局	《中国预防医学思想史》
				潘名熊著《评琴书屋医略》	《评琴书屋医略》李光廷序
1866		五	丙寅	由本年春至明年冬，白喉第七度流行	《我国白喉考略》（《医学史与保健组织》2.100.1957）
				太医院教习厅，改设医学馆	《太医院志·医学》
		六	丁卯	二月，京师、黄县大疫。七月，曹县大疫。九月，通州疫，泰州大疫	《清史稿》卷二十二《穆宗本纪》卷四十《灾异志》

公元	朝　代	建　元	干支	记事	资料来源
1867		六	丁卯	王士雄卒	《中国历代医史·名医篇（清）》引《历代名医传略》
1868		七	戊辰	河南设施种牛痘局	《中国预防医学思想史》
				天津设医院于海大道，以后马大夫医院即以此为基础而加以扩充	《天津马大夫医院一九二三年报告书》
				郑西园辑、许佐廷订《喉科秘钥》	《喉科秘钥》许佐廷自序
1869	穆　宗　载　淳	八	己巳	六月，宁远、秦州大疫。七月，麻城大疫	《清史稿》卷四十《灾异志》
				黄钰著《本经便读》	《本经便读·自序》
1870		九	庚午	秋，麻城大疫。冬，无极大疫	《清史稿》卷四十《灾异志》
				包诚著《伤寒审证表》	《伤寒审证表》李瀚章序
1871		十	辛未	五月，孝义厅疫。六月，麻城大疫	《清史稿》卷四十《灾异志》
				福建一带发现阴囊象皮肿患者	中华医学会《新中国丝虫病调查研究的综述》（《人民保健》1.28.1959）

公元	朝　代	建　元	干支	记事	资料来源
1871		十	辛未	莫文泉著《研经言》	《研经言》陆心源序
1872	穆　宗 载　淳	十一	壬申	十一月，禁各省种罂粟	《清史稿》卷二十二《穆宗本纪》
				夏，新城、武昌大疫	《清史稿》卷四十《灾异志》
				中国第一所中西医院，为香港东华医院，分中西医两部分，任病人自择其一	《中国新医事物纪始》(《中华医学杂志》31.5、6合刊.284.1945)
				裘庆元（吉生）生	蒋拯青《向前辈裘吉生先生学习》《浙江中杂》3.41.1958)
				胡澍卒。生前著有《内经素问校议》	胡培系《户部郎中胡尹荄甫事状》
				高学山著《伤寒尚论辨似》	《伤寒尚论辨似》陈锡明序
1873		十二	癸酉	广州霍乱盛行。黄宽著文详论真假霍乱之区别	《我国早期留学西洋习医者黄宽传略》(《中华医史杂志》2.99.1954)
				中国海关开始办理检疫，上海、厦门同年实行	宋志爱、金乃逸《我国海港检疫事务沿革》《中华医学杂志》25.12.1069)

公元	朝代	建元	干支	记事	资料来源
1873	穆 宗 载 淳	十二	癸酉	张寿颐（山雷）生	《中国历代医史·名医篇》
				潘名熊著《叶案括要》	《叶案括要·自序》
1874		十三	甲戌	廖润鸿刊补《针灸集成》	《针灸集成·自序》
				关韬卒	《中国新医事物纪始》（《中华医学杂志》31.5、6合刊.287.1945）
1875	德 宗 载 湉	光绪元	乙亥	中国第一次施行卵巢肿瘤截除手术	《中国新医事物纪始》（《中华医学杂志》31.5、6合刊.288.1945）
				高继良译《西药略释》	中医研究院《中国医学史简编》
				汪宏著《望诊遵经》	《望诊遵经·自序》
				任本照著《理瀹骈文摘要》	《理瀹骈文摘要》应宝时序
1876		二	丙子	夏，白喉第八度流行。始于北京，明年春流行于上海	《我国白喉考略》（《医学史与保健组织》2.100.1957）
1877		三	丁丑	邹存淦著《外治寿世方初编》	《外治寿世方初编·自序》
1878		四	戊寅	恽铁樵生	章巨膺《恽先生年谱》

公元	朝代	建元	干支	记事	资料来源
1878	德宗载湉	四	戊寅	黄宽卒	《我国早期留学西洋习医者黄宽传略》（《中华医史杂志》2.99.1954）
				丁丙辑刊《当归草堂医学丛书》	《当归草堂医学丛书》李芝绶序
1879		五	己卯	广州博济医校录取两女生，是为第一年医校有男女同学之始	《中国新医事物纪始》（《中华医学杂志》31.5、6合刊.289.1945）
				旅顺装置自来水	陈邦贤《中国医学史》（1954修订本）
				朱载扬《麻症集成》刊行	《麻症集成》王镜澜序
1880		六	庚辰	《西医新报》在广州发行，为我国最早之西医杂志	蔡恩颐《民元前后之中国医药期刊考》（《中华医史杂志》3.162.1953）
				黄维翰著《白喉辨证》	《白喉辨证》黎培敬序
1881		七	辛巳	开办天津医学馆，十二年后改称北洋医学堂	《医事综览·新医学之发达》
				赵彦晖著《存存斋医话稿》	《存存斋医话稿》孙垓序
1882		八	壬午	陆懋修著《世补斋医书》	《世补斋医书》潘霨序

公元	朝　代	建　元	干支	记事	资料来源
1882		八	壬午	雷丰著《时病论》	《时病论·自序》
1883		九	癸未	汕头海关办理检疫	《中国预防医学思想史》
				上海自来水公司第一次放水	《中国预防医学思想史》
1884		十	甲申	约于此时前后，西法镶牙盛行，且有装假鼻假眼者	金武祥《粟香二笔》卷七
1885	德　宗 载　湉	十一	乙酉	夏秋江南有疫流行——瘰螺痧。嗣后间数岁或一岁，辄复流行	莫枚士《研经言》卷四
				冬，成都喉症骤起，明春传染益多，且夕伤人	《重刻喉科秘钥》周锡鎏《序》
				金韵梅毕业于美国纽约女子医学校，是为中国女子留学西洋习医之第一人	《中国新医事物纪始》（《中华医学杂志》31.5、6合刊.287.1945）
				佛山成立中国疯人院	王吉民《中国近代精神病学发展概况》（《医史杂志》4.3.128.1952）
				浙江瑞安利济医学堂创立，为我国近代第一所中医学校	金日虹《利济医学堂始末及教学概况》（《中华医史杂志》2.90.1982）

公元	朝代	建元	干支	记事	资料来源
1886		十二	丙戌	陆懋修卒	《辞海》
				吴师机卒	《通俗中国医学史话》
				尹端模在广州创办《医学报》	《民元前后之中国医药期刊考》（《中华医史杂志》3.162.1953）
1887	德宗载湉	十三	丁亥	第一种英文医学杂志《博医会报》在上海发行	《中国新医事物纪始》（《中华医学杂志》31.5、6合刊.288.1945）
				程曦著《医家四要》	《医家四要》刘国光序
				张秉成著《本草便读》，其中提出"用药治病，不必拘乎本草诸说"	原书《自序》及《金石类·赤石脂》
1888		十四	戊子	猩红热最先在华南发现，本年上海发生一次大流行	《猩红热在中国的起源》（《医史文献理论丛刊》1982.1）
				白喉第九度流行于绍兴、北京	《我国白喉考略》（《医学史与保健组织》2.101.1957）
				张振鋆著《厘正按摩要术》	《厘正按摩要术·自序》
1889		十五	己丑	邢上喉患盛行	张振鋆《痧喉正义》江曲春序

公元	朝代	建 元	干支	记事	资料来源
1890	德宗载湉	十六	庚寅	高州鼠疫大行，初起于安南，延至广西，遂至雷廉沿海各城市	金武祥《粟香五笔》卷五《鼠疫三则》
				五月，第一届中国博医会全国大会在上海举行	《中国新医事物纪始》（《中华医学杂志》31.5、6合刊.286.1945）
				叶霖著《痧疹辑要》，其中有介绍西洋麻疹接种法	《痧疹辑要》卷一《引种》
1891		十七	辛卯	中国第一所女子医校——苏州女子医学校成立	《中国新医事物纪始》（《中华医学杂志》31.5、6合刊.285.1945）
1892		十八	壬辰	中国第一次产妇开腹取儿术，在博济医院施行	《中国新医事物纪始》（《中华医学杂志》31.5、6合刊.289.1945）
				唐宗海著《中西汇通医经精义》。"中西汇通"之名自此始	《中西汇通医经精义·自序》
				朱沛文著《华洋脏腑图象合纂》，亦试图进行中西医学之汇通	《华洋脏腑图象合纂·自序》
				周学海著《脉义简摩》《脉简补义》	《脉义简摩》王步蟾、许兴文序

公元	朝代	建元	干支	记事	资料来源
1893		十九	癸巳	清政府责令直省选送精通医理者,上之内务府	《清史稿》卷二十三《德宗本纪》
				粤垣发现鼠疫,回翔于粤地者七八年,蔓延而至于闽	李钟《鼠疫抉微·序》
				白喉第十度流行	《我国白喉考略》(《医学史与保健组织》2.101.1957)
				孙诒让著《札迻》,其中有雠校《素问》者八条	《札迻·自叙》及卷十一
1894	德宗载湉	二十	甲午	宁波海关办理检疫	《我国海港检疫事务沿革》(《中华医学杂志》25.12.1070)
				当时治疗白喉,已能作气管切开手术	余景和《外证医案汇编》卷二
				余景和《外证医案汇编》成于此时	《外证医案汇编·自序》
1895		二十一	乙未	香港、惠州鼠疫盛行	《鼠疫抉微·序》
				叶霖著《难经正义》	《难经正义·自序》
				罗汝兰《鼠疫汇编》成于此时	《鼠疫汇编·自序》

公元	朝代	建元	干支	记事	资料来源
1896		二十二	丙中	武进医学极盛，若法氏、杨氏、钱氏、邹氏、费氏，皆能世其家	《本草便读》盛春颐《跋》
1897	德宗 载湉	二十三	丁酉	聂会东调查教会医院六十所，其中三十九所兼教生徒	中医研究院《中国医学史简编》附录
				武昌有脑膜炎四病例	《医学史纲》
				孙中山著《红十字会救伤第一法》	王吉民《英国博物院所藏中文医书目录》（《医史杂志》4.4.198.1952）
				马培之卒	范凤源《马培之外科医案·序》
				利济学堂报发刊，是为中医学报之最早刊物	金日虹《利济医学堂始末及教学概况》（《中华医史杂志》2.90.1982）
1898		二十四	戊戌	设立医学堂归大学堂兼辖，着孙家鼐详拟办法	中医研究院《中国医学史简编》附录
				广州建立精神病院	《中国近代精神学发展概况》（《医史杂志》4.3.127.1952）
1899		二十五	己亥	天津海关办理检疫	《我国海港检疫事务沿革》（《中华医学杂志》25.12.1070）

公元	朝 代	建 元	干支	记事	资料来源
1899		二十五	己亥	广东女子医学校成立。六年后改名为夏葛医学院	《二十年度高等教育统计》
				江南制造局出版《法律医学》，为我国输入科学法医学之始	陈康颐《中国法医学史》(《医史杂志》4.1.3.1952)
1900	德 宗载 湉	二十六	庚子	营口海关办理检疫	《我国海港检疫事务沿革》(《中华医学杂志》25.12.1071)
				中国第一次作截除甲状腺术	《中国新医事物纪始》(《中华医学杂志》31.5、6、7合刊.289)
				柳宝诒著《选评四家医案》	柳宝诒《选评静香楼医案·序》
1901		二十七	辛丑	白喉第十一度流行于吴下	《我国白喉考略》(《医学史与保健组织》2.101.1957)
				夏，闽县鼠疫盛行	陈宝琛《鼠疫约编·序》
				上海疫痧为患，童稚染疫而死者尤多	《疫症集说补遗》
				柳宝诒卒	《中医柳冠群先生纪实》(《江苏中医》9.35.1962)
1902		二十八	壬寅	春，瘟疫流传，几遍大江南北，四月至五月，天津霍乱流行	陈莲舫《医案秘抄》、严范孙《壬寅日记》

公元	朝代	建元	干支	记事	资料来源
1902		二十八	壬寅	设立北洋军医学堂，是为第一所军医学校。四年后，改为陆军军医学校	《中国新医事物纪始》（《中华医学杂志》31.5、6合刊.284）
1903		二十九	癸卯	京师大学堂增设医学实业馆	《第一次中国教育年鉴·丙编·高等教育之部》第二章第二节
1904	德宗 载湉	三十	甲辰	济南设立齐鲁医学校	《中国医学史》（1954修订本）
				上海周雪樵创刊《医学报》	祝葆梅《我所看到两种最早的中医期刊》（《上海中医药杂志》创刊号）
1905		三十一	乙巳	京师大学堂将医学实业馆改称医学馆	《第一次中国教育年鉴·丙编·高等教育之部》第二章第二节
				全国教会医院一百六十六处，诊所二百四十一处，教会医师三〇一名	中医研究院《中国医学史简编》附录
				设麻风疗养院于广东东莞	《中国麻风史》
				罗真（Logan）在湖南常德报告第一例血吸虫病	赵增谋等《中医治疗血吸虫病经验介绍》（《中医杂志》8.396.1956）

公元	朝代	建 元	干支	记事	资料来源
1905		三十一	乙巳	张乃修（聿青）卒	吴文涵《张聿青先生传》
				周憬著《卫生易简方》	《卫生易简方·自序》
1906	德 宗 载 湉	三十二	丙午	清政府对于留学习医者给予毕业资格	《清史稿》卷二十四《德宗本纪》
				学部与日本千叶医专等校约定收中国学生办法	《中国教育年鉴·丙编·国外留学概况》第二章
				命陆徵祥往瑞士议红十字会公约	《清史稿》卷二十四《德宗本纪》
				北京协和医学堂开办	《二十年度高等教育统计》
				北京设阜城门医院，是当时唯一之铁路医疗机构	常廷生《中国铁路保健史》（《中华医史杂志》3.1981
				北京设立疯人院	《中国近代精神病学发展概况》（《医史杂志》4.3.129.1952）
				第一个国人之医药组织——中国医药学会成立	《中国新医事物纪始》（《中华医学杂志》31.5、6合刊.285）
				江皖疫疬	《疫症集说补遗》

公元	朝代	建元	干支	记事	资料来源
1906		三十二	丙午	周学海卒	《散原精舍文集》卷六《周学海墓志铭》
1907	德宗 载湉	三十三	丁未	江苏省开始举行中医考试	袁焯《丛桂草堂医案·自序》
				北京医学馆停办	《教育年鉴·丙编·高等教育之部》第二章第二节
				制新刑律草案，其中规定有关于鸦片烟之罪，关于饮料水之罪，关于卫生之罪，关于堕胎之罪	《清史稿》卷一百四十二《刑法》一
				美国人、英国人所办医学在济南合并，改名共和医道学堂	《教育年鉴·丙编·学校教育概况》第二章第一节
				第一个提倡卫生之组织——中国国民卫生会成立	《中国新医事物纪始》(《中华医学杂志》31.5、6合刊.285)
				《医药学报》《卫生世界》发刊	《民元前后之中国医药期刊考》(《中华医史杂志》3.162.1953)
				敦煌千佛洞之《孟诜食疗本草》写本残卷，被英国人斯坦因盗去	洪贯之《中国本草学的重点介绍》(《中医杂志》8.54.1955)

公元	朝代	建　元	干支	记事	资料来源
1907		三十三	丁未	余景和卒	余衡之《宋元明清名医类案·余听鸿医案》
1908	德　宗 载　湉	三十四	戊申	江苏省又举行中医考试	《丛桂草堂医案·自序》
				太医院设"新医学馆"，四年毕业	《太医院志·医学》
				广州光华医学专门学校成立	《中国新医事物纪始》(《中华医学杂志》31.5、6合刊.285)
				六月，上海《医学世界》出版，主编者汪惕予	《民元前后之中国医药期刊考》(《中华医史杂志》3.162.1953)
				八月，广州《医学卫生报》出版，主编者梁慎余	同上
				唐宗海卒	任应秋《中医各家学说》第八章1980版
1909	溥　仪	宣统元	己酉	太医院医士定为三十二员	《太医院志·额缺》
				中华护士会成立，为我国第一个护士组织	《中国新医事物纪始》(《中华医学杂志》31.5、6合刊.286)

公元	朝 代	建 元	干支	记事	资料来源
1909		宣统元	己酉	中国第一个中国女子在英国学习,看护者钟茂丰,于本年毕业伦敦葛氏医院	《中国新医事物纪始》(《中华医学杂志》31.5、6 合刊.287)
				白喉第十二度流行	《我国白喉考略》(《医学史与保健组织》2.101.1957)
1910	溥 仪	二	庚戌	东三省发生鼠疫	《清史稿》卷二十五《宣统本纪》
				吕海寰等拟上中国红十字会章程,派盛宣怀充任会长	《清史稿》卷二十五《宣统本纪》
				上海设立隔避医院	《中国预防医学思想史》
				大连、天津、青岛、广州、汉口、汕头、抚顺、北京、长春、安东等处,先后装置自来水	《中国医学史》(1954 修订本)
				《中西医学报》《光华医事卫生杂志》出版	《民元前后之中国医药期刊考》(《中华医史杂志》3.162.1953)
1911		三	辛亥	正月,直隶、山东民疫	《清史稿》卷二十五《宣统本纪》

公元	朝代	建元	干支	记事	资料来源
1911	溥仪	三	辛亥	安东、广州海关先后办理检疫	《我国海港检疫事务沿革》（《中华医学杂志》25.12.1071.1939）
				中国第一个卫生教育组织——中华卫生教育会成立	《中国新医事物纪始》（《中华医学杂志》31.5、6合刊.286）
				上海宏仁医院创立耳鼻咽喉专科	干祖望《中医在耳鼻咽喉科方面的成就》（《新中医药》4.16.1955）
				上海设立女子中西医学室，并另设女病院，为国人用西法接生之第一所病院	徐平章《中国产科学史略》（《中西医药》37.2.1947）
				奉天南满医学堂成立	《中国新医事物纪始》（《中华医学杂志》31.5、6合刊.285）
				此时医籍著录于史志者，二百四十六种	《清史稿》卷一百五十三《艺文志》
1912	中华民国	元	壬子	八月，内务部设卫生司	金宝善《民国以来卫生事业发展简史》（《医史杂志》2.1、2合刊19.1948）

公元	朝代	建元	干支	记事	资料来源
1912		元	壬子	哈尔滨成立东北防疫处	《中国医学史简编》附录21
				《中华医报》出版	蔡恩颐《民元前后之中国医药期刊考》(《中华医史杂志》3.163.1953)
1913		二	癸丑	公布解剖尸体规则	《中国医学史简编》附录21
1914	中华民国	三	甲寅	赵显扬首次发现克山病,并对病因提出中毒学说和积极预防措施	张文宣等《关于流行克山病历史资料考》(《中华医史杂志》1.22.1982)
				北京政府教育总长汪大燮主张废止中医,各省中医请愿团请求保存中医	《中国医学史简编》附录21
				第一届中华护士会全国大会在上海举行	王吉民《中国新医事物纪始》(《中华医学杂志》31.5、6合刊.286)
				湘雅医学专门学校成立	前教育部《二十年度全国高等教育统计》121.1933
				《中华医学杂志》发刊	鲁德馨、张锡五《新医来华后之医学文献》(《中华医学杂志》22.11.1118)

公元	朝　代	建　元	干支	记事	资料来源
1914		三	甲寅	浙江《广济医报》出版	蔡恩颐《民元前后之中国医药期刊考》(《中华医史杂志》3.163.1953)
1915	中　华 民　国	四	乙卯	十月，公布中国红十字会条例施行细则	民国四年十月八日《政府公报》1228号
				中华医学会，中华民国医药学会先后成立	前教育部《二十年度全国高等教育统计》272.1933
				英美教会在中国设立医学校二十三处，护校三十六处	《中国医学史简编》附录21
				广东《光华医社月报》出版	蔡恩颐《民元前后之中国医药期刊考》(《中华医史杂志》3.164.1953)
1916		五	丙辰	黄石屏著《针灸铨述》	《针灸铨述》张謇序
				公布预防传染病条例	《中国医学史简编》附录21
				第一届中华医学会全国大会，六月在上海举行	《中国医学会历届大会年表》(《医史杂志》4.1.48.1952)
				第一次中国博医会与中国医学会联席会议	王吉民《中国新医事物纪始》(《中华医学杂志》31.5、6合刊.287)

公元	朝　代	建　元	干支	记事	资料来源
1916		五	丙辰	五月，天津举行第一次中医考试	宋寿轩《天津最初的中医考试》（《天津医药》3.4合刊22.1950）
1917		六	丁巳	绥远发现鼠疫，延至晋北	《中国医学史简编》附录21
				第二届中华医学会全国大会在广州与博医会联合举行	《中华医学会历届大会年表》（《医史杂志》4.1.48.1952）
1918	中　华民　国	七	戊午	协和医学院增设耳鼻咽喉科	胡懋廉《中国的耳鼻咽喉科学》（《中华耳鼻咽喉科杂志》1—1953）
				张锡纯《医学衷中参西录》第一期刊行	《医学衷中参西录》重订说明
				郑文焯卒。曾著有《医故》	孙雄《旧京文存》、《郑文焯别传》
1919		八	己未	北京成立中央防疫处	《中国医学史简编》附录21
				陈邦贤《中国医学史》出版	《中国医学史·自序》
1920		九	庚申	第三届中华医学会全国大会在北京与博医会联合举行	《中华医学会历届大会年表》（《医史杂志》4.1.48.1952）

公元	朝代	建 元	干支	记事	资料来源
1920		九	庚申	全国共有教会医院二百五十处	《中国医学史简编》附录22
1921		十	辛酉	裘庆元创立三三医社，刊行医书	蒋拯青《向前辈裘吉生先生学习》（《浙江中医》3.41.1958）
				谢观著《中国医学大辞典》	《中国医学大辞典·自序》
1922		十一	壬戌	第四届中华医学会全国大会在上海举行	《中华医学会历届大会年表》（《医史杂志》4.1.48.1952）
1923	中　华民　国	十二	癸亥	《三三医报》发刊	原刊第一卷第一期启事
1924		十三	甲子	北京医专改名为北京医科大学	《中国教育年鉴》丙编学校教育概况第三章第一节（二）
				第五届中华医学会全国大会在南京举行	《中华医学会历届大会年表》（《医史杂志》4.1.48.1952）
				裘庆元辑《三三医书》一二三集，九十九种	《三三医书·创刊启》
				丁泽周卒	《中国历代医学史》名医篇
1925		十四	乙丑	张世镳卒	同上

公元	朝　代	建　元	干支	记事	资料来源
1926		十五	丙寅	第六届中华医学会全国大会在上海举行	《中华医学会历届大会年表》（《医史杂志》4.1.48.1952）
1927		十六	丁卯	尹端模卒。为始创新医期刊之人	王吉民《尹端模传》（《医史杂志》4.1.50.1951）
1928		十七	戊辰	第七届中华医学会全国大会在北京举行	《中华医学会历届大会年表》（《医史杂志》4.1.48.1952）
1929	中　华民　国	十八	己巳	全国卫生委员会议，通过余岩等所提出废止旧医之提案	《中国医学史简编》附录22
				全国中医界组织联合会，于三月十七日向反动政府请愿，政府被迫取消通过之废止旧医提案	同上
				明令中医学校改称中医传习所	同上
				北京周口店，先后发现旧石器时代初期许多猿人骨骸化石	中国史学会编《中国历史概要》1
				何炳元卒	王恕常《何廉臣传》
1930		十九	庚午	中央国医馆成立	《中国医学史简编》附录22
				上海设立海港检疫总管理处	同上

公元	朝代	建元	干支	记事	资料来源
1930		十九	庚午	第八届中华医学会全国大会与中华生理学会及中华护士会在上海联合举行	《中华医学会历届大会年表》(《医史杂志》4.1.48.1952)
				西北科学考察团在居延海发掘木简,其中有医方,前于《伤寒论》约百年左右	罗福颐《祖国最古的医方》(《中医杂志》12.671.1956)
				上海中医书局影印古本医学丛书第一集	《古本医学丛书》钱季寅序
1931	中 华民 国	二十	辛未	中国工农红军革命军事委员会总军医处成立,并颁布全军卫生法则	《健康报》1959.8.1.766
				废止医学院预科及先修科	《中国医学史简编》附录23
				上海中医书局影印古本《医学丛书》第二集	《医学丛书》钱季寅序及卷前书甬
1932		二十一	壬申	成立中央卫生设施实验处,于次年改名为卫生实验处	《中国医学史简编》附录23
				博医会与中华医学会合并,九月在上海举行合并后之第一次会议	《中华医学会历届大会年表》(《医史杂志》4.1.48.1952)

公元	朝代	建元	干支	记事	资料来源
1932		二十一	壬申	霍乱流行，死亡三万一千人	钱信忠《我国保健事业必须走社会主义道路》（《医学史与保健组织》3.162.1957）
				廖平卒	章炳麟《太炎文录》续编五下《廖平墓志铭》
1933	中华民国	二十二	癸酉	中华苏维埃临时中央政府颁布"卫生运动纲要"	《健康报》1959.8.1.766
				红一方面军召开第三次卫生会议，作出卫生决议案	同上
				长冈乡苏维埃政权之下，设有卫生委员会，负责开展乡里卫生运动	中医研究院《医史草稿》116页
				张锡纯卒	张铭勋《先祖锡纯公传略》
1934		二十三	甲戌	中央防疫委员会成立（红军的）	《健康报》1959.8.1.766
				中华医学会第二届全国大会在南京举行	《中华医学会历届大会年表》（《医史杂志》4.1.48.1952）
				兰州设立西北防疫处	《中国医学史简编》附录23

234

公元	朝　代	建　元	干支	记事	资料来源
1934		二十三	甲戌	全国医学院校，仅有三十处，学生三六一六人，毕业生五三二人	《中国医学史简编》附录23
				张寿颐卒	《中国历代医史》名医篇
1935		二十四	乙亥	中华医学会第三届全国大会在广州举行	《中华医学会历届大会年表》(《医史杂志》4.1.48.1952)
				恽铁樵卒	孙世扬《恽先生传》
				曹炳章辑印《中国医学大成》	《中国医学大成·总目提要·自序》
1936	中　华民　国	二十五	丙子	颁布中医条例	《中国医学史简编》附录23
				全国助产学校：计省立十所，国立医学院附设者一所，公立医院附设者一所，私立五十二所	徐平章《中国产科学史略》(《中西医药》37.2.1947)
				江苏，江南北各县发生恶性疟疾	《国内医事卫生消息各地流行病猖獗》(《中华医学杂志》22.11.1157)
				湘东、湘西瘟疫流行	《国内医事卫生消息各地流行病猖獗》(《中华医学杂志》22.11.1158)

公元	朝代	建元	干支	记事	资料来源
1937	中华民国	二十六	丁丑	全国医院仅有二百处，全国医生不足两万人	《中国医学史简编》附录 23
				中华医学会第四届全国大会在上海举行	《中华医学会历届大会年表》（《医史杂志》4.1.48.1952）
				第一届中华医史学会大会，四月在上海举行	《中国新医事物纪始》（《中华医学杂志》31.5.6 合刊.287）
				福建省由 1937 年至 1949 年，死于鼠疫的约两万人	《人民日报》社论 1958.1.24
				由 1937 年至 1946 年间，霍乱患者，达百万人以上，死亡达 115000 余人	钱信忠《我国保健事业必须走社会主义道路》（《医学史与保健组织》3.162.1957）
				曹家达卒	蒋维乔《曹颖甫先生传》
1938		二十七	戊寅	浙江省瓯江流域鼠疫流行	《健康报》1951.11.22.204
1939		二十八	己卯	加拿大劳工进步党党员白求恩，因医治伤病员中毒，逝世于河北省完县	《毛泽东选集》二卷 1952 年北京版 654 附注 1
				天花流行，历年不能防止	钱信忠《我国保健事业必须走社会主义道路》（《医学史与保健组织》3.162.1957）

公元	朝 代	建 元	干支	记事	资料来源
1940		二十九	庚辰	中华医学会第五届全国大会在昆明举行	《中华医学会历届大会年表》(《医史杂志》4.1.48.1952)
1942		三十一	壬午	《中华健康》创刊	《中西医药》29.7.1946
1943		三十二	癸未	中华医学会第六届全国大会在重庆举行	《中华医学会历届大会年表》(《医史杂志》4.1.48.1952)
1944		三十三	甲申	陕甘宁边区公布"关于开展群众卫生运动医药工作的决议。"	《健康报》1950.7.20.134
1945	中 华民 国	三十四	乙酉	毛泽东《论联合政府》中指出,应当积极地预防和医治人民的疾病,推广人民的医药卫生事业	《毛泽东选集》三卷北京版1083页
				延安和平医院门诊部,首先设立针灸科	朱琏《新针灸学》自序(一)
1946		三十五	丙戌	《潮安国医公报》《新中医》《安徽卫生》《湖南卫生》《华西医药》先后发刊	《中西医药》29.6-7.1946
1947		三十六	丁亥	中华医学会第七届全国大会在南京举行	《中华医学会历届大会年表》(《医史杂志》4.1.48.1952)

公元	朝　代	建　元	干支	记事	资料来源
1947	中　华 民　国	三十六	丁亥	裘庆元卒	蒋拯青《向前辈裘吉生先生学习》(《浙江中医》3.41.1958)

残吟剩草

目　录

上篇　怀人

1. 严范孙先生

崇化乡邦苦用心，钩名汉诏费推寻。
严陵盛业应千古，岂止津门颂到今。

蟫香馆里弦歌歇，希郑轩中满壁尘。
风雨几番惊断续，斯文犹幸有斯人。

2. 华璧臣先生

宫墙誓死要维持，此老贞心共见之。
更有一桩难及事，却金深夜罕人知。

3. 章师式之先生

四当斋内老经师，避地于津人莫知。
幸有严陵寻伏挺，继规学海更张之。

乾嘉之学说高邮，皖浙风流各有由。
我侍长洲为弟子，曲园一脉溯从头。

4. 卢师慎之先生

论学谆谆慎始基，始基不立复何之。
要言反覆无人晓，攘攘空悲路已歧。

史学微茫谁远绍，沔阳一老握丹黄。
宏编倘起西庄问，当与葵园摧短长。

松之以后属卢师，论世原非阿所私。
久侍慎园随仗履，愧无寸获负深知。

5. 高师彤皆先生

刚训斋中曾问字，贺家楼后几流连。
故家久已风流歇，太史门前吊暮天。

6. 陈师绍谌先生

童年所惧是蒙师，难忘兢兢背诵时。
黾勉三年习小学，作人从此植初基。

7. 林墨青先生

当年常走鼓楼西，尧叟传经获耳提。
尔雅正音听忘返，神机库外雨凄凄。

8. 李实忱先生

儒将须眉燕赵风，勋名早已震江东。
铁戈掷罢张经席，约讲刘班辨异同。

9. 王君斗瞻

崇化堂书一旦亡，痛心只有我和王。
黄昏忍饿东西走，谁解先生为甚忙。

10. 韩君补庵

文笔纵横似任公，恢奇别有杂家风。
谦谦勿忖居人上，一语相规感此翁。

11. 许君同莘

相国开藩汉水间，唯公书记领清班。
骈文早越抗袁邵，谱学还同夹漈攀。

12. 郑君天挺

八里台边几往还，曾将茶史问君前。
纵谈旁及盐和铁，所恨无人仔细研。

13. 谢君国桢

晚明史稿早流传，书院文章亦占先。
见许未曾轻一诺，深知永感意拳拳。

14. 王君纶阁

向来默默弗轻言，见语殷墟不惮烦。
崇化堂中多士集，邱明古义说根源。

15. 萧君一山

久已闻名未识荆，燕都一见遽相倾。
若论当世治清史，谁复如公卓有声。

16. 锺君凤年

可敬恂恂一老儒，向歆专业式清娱。
胸中早熟唐寰宇，更绘桑钦水道图。

17. 吴君则虞

纵谈子史气难平，更擅弹词别有情。
如比奇才谁比拟，虚名负尽是鰤生。

18. 宋君向元

合肥六十日相随，三拜包庄文正祠。
好是菊花二百种，逍遥津内晚秋时。

19. 张君次溪

闲话燕都粉墨场，梨园史实赖君藏。
旁征又及天桥事，留与人间说短长。

20. 任君应秋

茫茫谁是真知己，爱我如君有几人？
君被人猜我被妒，可怜同病又同因。

残吟剩草

21. 王君玉川

瘦骨无华意态雄，洁身律己树医风。
熙来攘往争荣利，惟有先生能固穷。

22. 王君猩酋

九鼎向来无考证，宏文刊出世皆惊。
雍阳萧瑟黄花冷，想见长吟卧月明。

23. 杨君树滋

好是君家杨柳青，高谭使我梦魂醒。
元长终为才名累，疑谤传来不忍听。

24. 杨君柳桥

胆似秦时月照人，当年一诺倍情真。
荀卿不是名和法，强项如君孰与伦。

25. 范君行准

今雨轩东竹外边，月光藤影快谈天。
近闻卧病难行走，记否相扶上塔巅。

26. 周女士慧如

黄山一见总凄然，闻道文轩近入川。
莫为病夫伤肺腑，蜀医有术可回天。

27. 耿君鉴庭

何让汉时李柱国，部居医籍倍辛勤。
瘦西湖畔风光好，我爱扬州也爱君。

28. 汪君辟疆

晁陈目录久无闻，梦选楼书已早分。
一事令人难忘记，药言馈我是汪君。

中篇　伤逝

29. 黄立夫学长

人讥尔我比翼鸟，我称其名美且好。
直谅多闻如君少，呼天君胡死太早。

字摹画赞笔生棱，广雅堂诗仔细眷。
敬事如君真罕见，遗书未刻恨难胜。

30. 裴君学海

秋草滦河白露零，广陵曲散不堪听。
若论著述足千古，死亦何曾愧汗青。

段王早已扬前烈，绝学于今要数君。
孰意龙蛇惊古谶，余年一恸为斯文。

31. 孙君双清

醑酒肥鱼诗数行，水西庄里菊花黄。
城南遗韵犹流播，更复何人吊夕阳。

32. 刘君衡如

校书求是有同心，岁暮寒深听噩音。
留得丹黄充宇宙，凄凉从此失人琴。

33. 张君方舆

几卷灵枢校不休，感君奖许意难酬。
寻琴从此嗟音渺，沽水潺湲合泪流。

34. 任君应秋

一曲哀歌发上京，医林从此失干城。
侣山堂里音徽渺，谁为中医再正名。

问病迟迟泪眼零，生前契阔恨难倾。
伤心燕北秋声里，无复挑灯注素灵。

35. 李君聪甫

曾记金陵几见之，长沙相会语多时。
而今岳麓医星陨，反复悲吟所赠诗。

36. 吴君考槃

医名早已鸣天下，何幸华东几共餐。
寒入秣陵闻薤露，案前遗著忍重看。

37. 王君忠庸

惊闻君死一年前，为善难凭欲问天。
怅望深州频洒泪，书城空拥磨头边。

38. 贺君骥侪

金刚桥畔记依稀，泪眼模糊对落晖。
只望暮年长共语，商量素注定从违。

任他冷语又如何，理法还推此老多。
今日青囊惊化去，津医黉舍起哀歌。

下篇 偶咏

39. 思父

人皆有父非止我，谁似吾亲酷爱儿。
日日晚归提果栗，月明窗下看儿嬉。

40. 梦母

梦中喜见母归来，急向娘怀泣告哀。
弃我卅年谁爱我，欲从梦里唤娘回。

41. 悲仲兄

记得童年与仲兄，下坡草地放风筝。
而今舍我游仙去，我滞人间只怆情。

42. 读颜习斋书

冲出程朱理学门，求知于事拜颜元。
高谈性命究何补，体用明通是四存。

43.《清史稿艺文志》补录题后

清代艺文仍有佚，拾遗其奈缺真知。

钩沉莫诩矜新获，筚路还须拜式师。

44. 题天桥买醉图

相酌危楼敢问天，洪黄遗事赖君传。
画图杨柳今何在，想象承平六十年。

45. 检阅《续资治通鉴》目录旧稿口占四绝句

百事蹉跎苦问天，空存剩稿到残年。
师门已杳吾垂老，一检陈编一惘然。

宋元佚事万千函，裁剪编年几费劊。
翔实有人推薛李，瓣香我独诵秋帆。

涑水遗编孰仰攀，实斋有意却偏悭。
续貂敢诩承前哲，犹望达人予痛删。

干禄并非吾所学，治医亦不愿为医。
长洲余韵依然在，学海茫茫总系思。

46.《续资治通鉴》目录刊行感赋

五十一年惊过去，近闻锓梓已华颠。
风尘回首师恩在，难答裁成愧不眠。

47.《素问校注》稿成即赋

风雨鸡鸣守一编，心肝欲碎砚将穿。
若云白发成新作，此事何能让昔贤。

医有百家说万千，灵兰要旨夙拳拳。
鬼臾已去雷公死，欲捧遗篇问帝天。

邈矣岐黄仰大医，素灵诸注诧分歧。
杨王未易轻轩轾，一管微窥只自知。

胡校孙迻敢力追，梦魂香草几萦思。
入张出马谁真是，所恨无人一正之。

旁搜佳椠握丹铅，参校时惊得妙诠。
倘使九泉真可问，料应太仆亦欣然。

勤求古训穷医理，仲景心传未可更。
偏是郢书成燕说，无端曲解总难名。

几叶敦煌订旧笺，每将新获著先鞭。
曲园寂寂吾寥落，惟向长洲哭逝川。

八里台边悼李公，内经稽古两心同。
茫茫谁识其中意，毁誉聊将一笑空。

48. 乙丑仲冬《灵枢校注》稿成题后

不释丹黄将廿年，旁搜远绍始成编。
宋刊元刻都征遍，只为针经薪更传。

宋贤校理失灵枢，纵有新笺说亦迂。
我愧疏庸敢补正，绳愆百拜待通儒。

九墟针法妙无伦，太息无人识所因。
倘得有人能解谛，上池一沃满城春。

残吟剩草

255

我不泥古不媚古，手勘医经泪如雨。
如此奇书存天壤，却被弃之如粪土。

49.《难经集解》题后

素灵校罢又新篇，何忍偷闲娱晚年。
灯影摇摇人静后，难经一卷种心田。

琢肾雕肝字字真，篋王起滑喜呈新。
莫云订馒了无谓，觅得元台实可珍。

50. 奉和宋大仁赠诗

摭拾成书剧可怜，敢云此帙已空前。
茫茫禹域钩沉籍，睿睿医丛吊昔贤。
自是君能持彩笔，徒惭我只袭陈篇。
琼州辽阔嗟人远，且喜鸿文早遍传。

外篇 补遗

51. 集定庵句为次溪兄题大著《人民首都的天桥》

恍从魏晋纷纭后，光影犹存急网罗。
此外若容添一语，江湖侠骨恐无多。

莫信诗人竟平淡，雄谈夜半斗牛寒。
百年綦辙低徊遍，消息闲凭曲艺看。

记得花阴文宴屡，文人珠玉女儿喉。
箧中都有旧墨迹，红似相思绿似愁。

起看历历楼台外，强续狂游拭涕痕。
收拾遗闻归一派，鱼龙光怪百千吞。

52. 岁次己巳二月初九日，为文老太太呼姻伯母老大人八秩晋四诞辰，谨献俚句，敬申祝意

宝婺星辉照老人，精神矍铄寿千春。
有儿千里来归拜，家庆绵绵共孝亲。

53. 仲景国医大学十年校庆纪念

仲景光辉照杏林，伤寒大论是医心。

十年业绩分明在，乐育菁菁薄海钦。

54.《金匮》稿成题四绝句

金匮之书乃晚出，佚文衍脱不能无。
宋贤校理多疏略，为果失真剧可虞。

陆新曹旧各千秋，都是南阳一脉流。
究竟二贤何所是，寻津分别识源头。

注书未必遵毛郑，纵意成编亦不宜。
学习仲师应守约，弃经从我总支离。

杏林千载传佳话，董奉端能起死生。
借问如何学到此，勿求收获但耘耕。

55. 乙亥初冬，衰疾粗平，适值拙作刊布，庸误流传，惶悚无似，爰题俚句，以写我心

每论长沙争不休，几人仔细溯根由。
论文东汉应属古，仲圣曾标古训求。

医有南阳百世宗，伤寒疑义尚重重。
不才已老荒疏久，敢跨前踪论险峰。

纯驳如何待月旦，白头俯首苦求真。
天荒地老吾仍在，永是书丛愿学人。

56. 九十生日口占

衰朽残年何足奇，交亲称祝以安之。

老来已觉读书少，时去方谙撰述迟。
瞻望学林难止渴，徜徉医海阙真知。
纵然能活期颐岁，终愧疏庸为众嗤。

57. 挽纠卿夫人

红是相思绿是愁，三生花草梦苏州。
天花岂用灵幡护，它日埋香要虎丘。

58. 哭思源同志

谨饬谦虚众敬之，惊闻星陨痛难支。
伤心词典编成后，簧宇沉沉哭李师。

自从君病已深忧，犹觊康强待入秋。
孰意修文人竟去，目前工作与谁谋。

病榻未曾视一面，思来长恨泪横流。
萧条八月秋风里，难忘谈心教学楼。

今日凄凄伤万分，凭何传语又谁云。
唯将全室勤新作，当遣巫阳报慰君。

〔附〕郭霭春年谱

谢敬 编

1912 年，一岁。

5 月 18 日，生于天津一个平民家庭。父亲郭文达在怡和洋行看管栈房，兼做装卸工人。母亲李玉书，育有子女 6 人。郭霭春名瑞生，字霭春，以字行，在家中排行第三。因从小体质瘦弱，父母对他甚是疼爱，"日日晚归提果粟，月明窗下看儿嬉"（《残吟剩草·思父》）。郭霭春一生安贫乐道，与其勤劳简朴的家风不无关系。

1913 年，二岁。

1914 年，三岁。

1915 年，四岁。

1916 年，五岁。

1917 年，六岁。

1918 年，七岁。

入塾，蒙师陈绍谌以朱熹《小学集注》作为入门之书，要求严格。陈绍谌，河北香河人，平居教授乡里，一度移樽津门。

1919 年，八岁。

1920 年，九岁。

宋·朱熹《朱子小学集注》分内、外两篇，内篇包括立教、明伦、敬身、稽古四门，外篇分嘉言、善行二门，教人以洒扫、应对、进退之节、爱亲、敬长、隆师、亲友之道。经后人集注，成为儒学启蒙教育的重要教材。

"黾勉三年习小学，作人从此植初基"（《残吟剩草·陈师绍谌》），陈师后为郭霭春外舅大人（岳父）。

1921 年，十岁。
改换塾师，继续于私塾就读。

1922 年，十一岁。
9 月，许同莘请章钰为其舅父张曾畴撰写墓表。

1923 年，十二岁。

1924 年，十三岁。
8 月，就读广北小学。

1925 年，十四岁。
7 月，广北小学肄业。
8 月，入陈应咸学社，学习国文和算术，直至 1928 年 12 月止。

1926 年，十五岁。
少有凌云志，作诗曰："千秋留皓月，一叶任扁舟"。

1927 年，十六岁。
严修创办崇化学会。严修（1860 ~ 1929），字范孙，中国近代教育的先驱者。"鉴于国学日微，将有道丧之敝惧"，严修倡议成立一个教授国学的团体，得到天津士绅华世奎、金钺、林墨青等的热烈响应，取汉武帝诏"崇乡党之化，以厉人才"之意，冠以"天津崇化学会"之名，并被公推为首席董事。

1928 年，十七岁。

崇化学会以严范孙家宅蟫香馆为讲堂，聘江苏长洲章钰为主讲。章钰（1864～1934），字式之，号茗簃，江苏长洲人（今苏州），清末民初的藏书家、校勘学家、朴学大师。辛亥革命后"侨居天津，杜门讲学，寄情吟咏，尤喜勘书"。

张氏客馆肄业。

1929 年，十八岁。

考入天津崇化学会历史专修科，师从章式之先生。虽然家境贫寒，郭霭春一直求学不辍，自此与崇化学会结缘一生。

严修先生病逝。崇化学会迁址至天津行商会所，由华世奎主持，仍由章式之先生主讲。

1930 年，十九岁。

1931 年，二十岁。

患呕血病。

1932 年，二十一岁。

春三月，呕血病瘥，开始着手编纂《续资治通鉴目录》，五年乃成。

李实忱创办国学研究社。李廷玉（1869～952）字实忱，天津人，戎马半生，由封疆大吏退居天津，热心教育与公益。国学研究社社址在特二区三马路西头海河沿，在李实忱的倡导下，津门名流张伯苓、李金藻、陈哲甫、郑菊如、金潜斋等纷纷响应，并主动担任授课。

与陈氏结婚，相继生有七个子女。

裴学海撰成《古书虚字集释》。裴学海（1899～1970）曾用名裴会川，河北省滦县人，精于训诂，在国学研究社讲《声韵》。

1933 年，二十二岁。

所著《续资治通鉴目录》《经汉隶颜注》，《段字诂》（一部分）送淘选委员会专门著作审查，获得大学毕业同等学历，顺利毕业并任教于崇化学会。

林墨青去世。林墨青（1862～1933）字兆翰，天津近代著名教育家，亦是崇化学会创始人之一。郭霭春曾从其学习《尔雅》，其《怀林墨青先生》有"尔雅正音听忘返，神机库外雨凄凄"之语。

1934 年，二十三岁。

李实忱礼聘年方弱冠的郭霭春为讲师，在国学研究社讲授《汉书·艺文志》。自二月至四月，终因身体原因不得不辞去讲席。

与国学研究社主《声韵》讲席的裴学海等人交游，不断切磋学术。

迫于生计，入河北省民政厅为录事办事员，负责缮写稿件，办理仓储、积谷，保护文庙稿件。或于此时结识担任河北省政府主任秘书的许同莘，许氏乃章式之故交，擅骈文，精研公牍，时已出版《治牍要旨》（1933）一书。此书是许同莘在河北地方行政人员训练所讲习"治事之文"的讲义。

1935 年，二十四岁。

6 月，转任天津县教育科科员，主管小学教育，办理公私小学立案、学生成绩审查、学籍核定、毕业会考等问题。

崇化学会迁址至东门内文庙府学明伦堂，郭霭春义务担任孔庙管理事务文书。

华世奎晚年生活颇为困窘，以鬻字自赡。程克任天津市长，每月从天津市财政局给华世奎先生一千元以济其生活之需。华先生力辞不受，于是程将这笔款拨给华先生最关心的崇化学会和文庙，一部分作为崇化学会经费，一部分作为文庙修缮费，至日寇侵入天津乃止。

1936 年，二十五岁。

1 月，《益世报》刊发《崇化学会概况》为题的长文，文中特别对郭霭春、石永茂、杜金铭等三人取得的可观成绩予以评介。

春，已移居北京的章式之抱病因崇化学会事赴津筹商。

兼崇化学会初级国文班教员，担任历史课。

致力于中国学术史的研究，关于清代部分，并不注意当时最突出的考证学，而所崇拜的则为"见理于事，因行得知"的唯物思想家颜习斋先生。因此辑录有关资料，写成《颜习斋学谱》一稿。

1937 年，二十六岁。

1 月，章式之病渐加剧。"是时，虽久不涉书室，犹在卧室中设小几，评阅崇化学会课卷。"（《问津·崇化杂忆》）

5 月，章式之病逝。

就《颜习斋学谱》和商务印书馆进行商印，华北沦陷，事遂中止。所著《续资治通鉴目录》二十卷成，"时更五载，屡作屡辍，迄于丁丑，始克成编"，将几百万字的原著浓缩为二十万字的大事记，填补了目录工具书中的一项空缺。本书名为目录，实为内容提要，亦可以单独阅读。

7 月 30 日，天津沦陷，崇化学会一度停办。因身体不适，阅读中医书籍，自拟方剂治愈咳血之症。为加深对中医药学了解，遂仿颜习斋事，拜宝坻名医赵镕轩为师，学医四年。

1938 年，二十七岁。

春三月，自序所著《续资治通鉴目录》，论是书之缘由，因《资治通鉴》之后，"毕秋帆（毕沅）尚书《续通鉴》出，论者谓有此书，而宋元明诸家之作皆可废，其说诚是矣。顾毕氏不为《目录》，章氏实斋（章学诚）虽有补作之议，卒未成书，坐使宋元四百一十一年之事，端绪难寻，无以提纲挈领，殆犹未美备也"，遂"窃不自揆，参依其（《资治通鉴目录》）体例，期为毕书补所未及，举凡宋元人主之谟猷，臣子之谏议，生民之利害，边患之起伏，体制之因革，与夫罢除、朝请、宴聘、赈恤、灾祥，或省或详，一以有系大事为定"。

华世奎为《续资治通鉴目录》题写书名。

1939 年，二十八岁。

1940 年，二十九岁。

通过周焕文转交，请郭绍虞为《续资治通鉴目录》作序，郭见书大为赞赏，"余观是书，年经国纬，提纲挈领，一以涑水（司马光）为法，

〔附〕 郭霭春年谱

267

毕（沅）书至是，乃可以云无憾"。郭绍虞 (1893 ～ 1984)，江苏苏州人，中国语言学家、文学家、文学批评史家。时任北京燕京大学中文系教授，已出版《中国文学批评史》。

11 月，从天津县教育科离职。

12 月，卢慎之在《复郭霭春瑞生》中，针对郭霭春提出的"骈文途径"问题，给予具体的回答。

1941 年，三十岁。

郭霭春自幼体质瘦弱，加之求学殷切，劳累过度，曾患过肺病（吐血）、肝病（黄疸）、高血压等疾病，边咳血边读书，一度不得不停止学业。意识到没有一个好身体，事业上就不可能取得大成就。于是，开始学习八卦太极拳和意气功，从三十岁开始从未间断。

1942 年，三十一岁。

华世奎去世。华世奎（1863 ～ 1942），号璧臣，书法家，仕于清，民国后退隐家居。严范孙去世后，主持崇化学会工作，历十余年始终弗懈。

1943 年，三十二岁。

崇化学会国学讲习科夜校重建，仅开设晚班，"因同人于昼间多有职业，未能舍彼就此，乃酌为夜课，庶可两不相妨。"招收学员，学金、杂费一概免收，坚持讲授四书五经、《史记》《汉书》《说文解字》以及音韵学课程。日伪时期的崇化学会"不受日伪补助，不受日伪指导"，傲然自立，弘扬国粹。

1944 年，三十三岁。

3 月，任静海县公署代理秘书，主要核查民政财政建设，宣传警察各科稿件，核阅范围主要是文字通顺与否、稿件内容合乎法令与否。

卢弼为《续资治通鉴目录》作序，赞郭霭春为"名彦通才"；近代著名的教育家、藏书家傅增湘为《续资治通鉴目录》作封面题签。开始筹资，由北京文楷斋刻书处木刻，印有清样七卷。后因物价飞涨，刻资无力接续，刻印遂停辍。

1945 年，三十四岁。

崇化学会重起日班，郭霭春先后讲授《左传》《史记》《汉书》，后又在晚班讲授《论语》《资治通鉴》。

8 月，任崇化学会会务主任，主持学会日常工作。

9 月，兼任天津一中语文教研。

11 月，离任静海县公署代理秘书。

1946 年，三十五岁。

1 月，不再兼任天津一中语文教研。

1947 年，三十六岁。

孟夏，蔡虎臣（成勋）遗孀林氏及子蔡林樾千遵其遗愿，将蔡虎臣希郑轩藏书万卷，赠与崇化学会。

7 月，崇化学会正式成立崇化中学，李金藻任董事长。

9 月，担任崇化中学校长。经王襄作介，绍兴金致淇出其生平所藏群籍约两千种（即"立斋"藏书），赠与崇化学会。

完成《补周书艺文志》，其自序曰："检《周书》本史，参核隋唐《志》及官私书目，采拾掇获，补成《周书艺文志》二卷，抄存浏览，麟趾殿中刊校经史之盛，若仿佛见之。时艰年荒，望古自娱，不贤识小，自嘲自解，匡谬补正，以俟君子。"

1948 年，三十七岁。

9 月，崇化学会董事长李金藻去世，徐世章接任。仲秋，胡庆昌将其父胡宗懋之颐园藏书，并家刻书板多种（即梦选楼藏书），慷慨步蔡、金二氏之盛轨，赠予崇化学会。

王猩酋去世。王猩酋（1876～1948），天津王庆坨人，耕读为业，授徒乡里。又精医，善考古，工书画，为崇化学会文科主课，与郭霭春为忘年交，撰有《大禹九鼎所在考》等。郭霭春撰《补周书艺文志》，王猩酋特赠以所藏北周明帝宇文毓时所铸造之"武成钱"。

约在此年前赴京拜访萧一山。萧一山（1902～1978），号非宇，江苏铜山人，清史学家，1948年赴台湾大学任教。郭霭春对萧一山的《清代通史》《曾国藩传》等清史研究著作，甚是推崇。《残吟剩草·萧君一山》有"久已闻名未识荆，燕都一见遽相倾"之语。

1949年，三十八岁。

3月，安排毕业于崇化学会的李炳德任事务员，管理学会的藏书，编写《崇化学会藏书目录》，后惜因故中断，未能完成。

国民党守军占用崇化学会所在地文庙，郭霭春与王斗瞻、龚望等人轮流守护，昼夜不离，屡经交涉之后，学会藏书竟奇迹般得以保全。

壮年之前的郭霭春生活的时代，正是中国内忧外患、战乱频仍、社会动荡的民国时期，并不是最适宜学术生长的环境。至少与乾嘉诸老所拥有的社会安定、生活优渥的学术条件，相差远矣。可是，当时的学术就是有一种不可阻遏的势头，为学精神的坚韧性和顽强性，是时代风雨和学术理性双重铸造的结果。

1950年，三十九岁。

中华人民共和国成立伊始，百废待兴。为填补会计人员紧缺的空白，创办崇化会计补习学校，招生达1600多人。

1951年，四十岁。

2月，兼任崇化会计学校教务。

8月，不再担任崇化学会会务主任。学会不收学费，开支全靠董事募捐来维持。从抗战胜利之后主持学会日常工作，郭霭春将全部精力投入到学会的教学和日常管理之中，呕心沥血，历尽艰辛。

张次溪撰《人民首都的天桥》出版。付印之前，张氏向挚友郭霭春索诗。郭霭春即集龚自珍诗句成七绝四首，题为《集定庵句为次溪兄题大著〈人民首都的天桥〉四首绝句》。

1952年，四十一岁。

5月，卸任崇化中学校长。在任崇化校长多年中，郭霭春办学严谨，治校有方，经常深入教学一线，体恤教师员工，关心学生。

8月，天津第十四中学成立，座落于河北区中山北路上，仅有初中部。

9月，调任天津第十四中学，担任历史课教师。因学校地处偏远，交通不便，坚持骑自行车上下班。

李实忱去世。《残吟剩草·怀李实忱先生》有"铁戈掷罢张经席，约讲刘班辨异同"之语，对当年李实忱不以长者自居，尊贤重士，三顾茅庐延请自己主讲《汉书·艺文志》的往事念念不忘，又对因身体原因不得不辞去讲席而抱憾。

1953年，四十二岁。

崇化学会停办，全部财产捐献国家，其中藏书（包括天津蔡虎臣之希郑轩、绍兴金氏之立斋、永康胡氏之梦选楼所捐赠之书及崇化学会旧藏之书）由天津市文化局接收。其后不久，市文化局将这批藏书拨交天津市人民图书馆（即今天津市图书馆）。

1954年，四十三岁。

1955年，四十四岁。

1956年，四十五岁。

11月23日，在《天津日报》发表"对中医理论上的五行学说商榷"。

1957年，四十六岁。

暑期，天津中医学校成立，宋向元任校长，结束了天津中医没有正规学校的历史。

7月，由天津十四中调任天津中医学校，担任医史课教师。做学问贵在打通，无道则隔，有道则通，郭霭春自此转入医史文献研究。

1958 年，四十七岁。

8 月 31 日，天津中医学院正式成立，建址和平区睦南道。天津市中医学校并入，郭霭春转任天津中医学院讲师，担任科研任务。认为两千余年我国医家的生平行事以及医学著作，绝非日人之《医籍考》《宋以前医籍考》等医籍目录所能包举无遗，而"发潜德之幽光，补前人之未备"责无旁贷，遂于是年开始搜集资料，准备编写《中国分省医籍考》，另辟蹊径，从地方志里去致力。

1959 年，四十八岁。

进入中医学术领域后，郭霭春深感中国医学起源早，文献记载分散，极需把头绪纷繁的医史资料整理编排，于是广泛搜集资料，运用司马迁《史记》中"年表"的体裁，在进入中医学院的第二年完成《中国医史年表》初稿，当时未出版。

1960 年，四十九岁。

1961 年，五十岁。

春，卢慎之先生将所著《三国志集解》手稿赠与郭霭春。卢先生致函郭霭春曰："鄙人所著《三国志集解》自述诗'愿继葵园笺注志，一编心血十年中'，即此稿也。今将全稿奉赠，希惠存为幸。所引各书皆参考原书，勘误、补正、删节具见书眉；原书存北大图书馆。自著各条见此稿。霭春贤弟雅鉴，卢慎之手启，公元一九六一年辛丑春日，时年八十六。"

1962 年，五十一岁。

张方舆去世。张方舆（1905～1962），河北深县人，与郭霭春同任教于天津中医学院。《残吟剩草·张君方舆》有"几卷灵枢校不休，感君奖许意难酬"之句。郭霭春为张方舆撰写挽联，因此在"文革"中受到牵连，有大字报曰"死了右派张方舆，哭坏知音郭霭春"。

李笠去世。李笠（1894～1962），字雁晴，浙江瑞安人，语言文字学家。曾任教南开大学，精《素问》之学；郭霭春每相过访，纵谈《素注》得失。

1963 年，五十二岁。

卫生部召开全国中医教材会议，组织对一版教材进行修订。其中10 ～ 11 月在安徽合肥召开第二次修订会议，本次修订工作邀请了湖北、天津、山东、辽宁、江西、河南、福建等中医学院及部分名老中医共同参与。郭霭春代表天津中医学院参加此次教材修订，而正是在会议的学术研讨与辩论中，凭借深厚的学术积淀，郭霭春被中医学术界广泛认可。同时，与故友宋向元重逢而"六十日相随"，一起游览合肥名胜逍遥津和包公祠。

宋向元（1905 ～ 1966），天津人，医史学家，曾于崇化学会讲授国学。中华人民共和国成立后任天津市中医学会副会长，后调任北京中医学院，主编了一版教材《中国医学史》。

接受了卫生部下达的科研任务，重点对中医学经典著作——《黄帝内经素问》进行整理研究。

1964 年，五十三岁。

4 月，被天津市政府评为"天津劳模"。

6 月，《黄帝内经素问校注语译》初稿完成。

1965 年，五十四岁。

王襄去世。王襄（1876 ～ 1965），字纶阁，号簠室，世居天津。金石学家、甲骨学家。曾主崇化学会《春秋左传》讲席，晚岁任天津文史馆馆长以终。

1966 年，五十五岁。

丁母忧。

"文革"骤至，郭霭春将自己所做诗篇付之一炬，"余嗜诗而不轻作，偶一拈成，亦弃箧中。丙午之际，尽付一炬"。（《残吟剩草》小序）

汪辟疆去世。汪辟疆（1887 ～ 1966），名国垣，字辟疆，江西彭泽人。从事中国古典文献学研究，撰有《目录学》《唐人小说》等。1947

年郭霭春撰《补周书艺文志》时，汪辟疆"曾有函商榷补志二三事"。

1967 年，五十六岁。

业师卢慎之去世。卢弼（1876～1967），字慎之，湖北沔阳人，生于亦儒亦商之家，早年应科举并游学日本，兼通旧学新学，中年以后追随长兄卢靖（木斋），以藏书刻书为寄托，进而著书立说，成一家之言。晚年藏书售尽，而所著《三国志集解》，为学术界推崇至今。卢弼久居天津，与崇化学会诸董事多有交往。郭霭春从崇化学会毕业后，师事卢先生，经常问业。每有所请，卢先生总是谆谆教诲，不厌其详。中华人民共和国成立后郭霭春仍经常拜谒卢先生，敬候起居。

王斗瞻去世。王斗瞻（1897～1967），名文光，字斗瞻，天津人。为郭霭春同窗学长，几十年间相助林墨青等诸乡先辈，襄办津门文化教育事业。同与郭霭春主崇化学会事，对天津地方史颇有研究。中华人民共和国成立前夕，与郭霭春一起保护崇化学会藏书，《残吟剩草·王君斗瞻》有"崇化堂书一旦亡，痛心只有我和王"之语。

1968 年，五十七岁。

张次溪去世。张次溪（1909～1968），熟谙北京地方掌故，著述有《清代燕都梨园史料》《人民首都的天桥》等，《残吟剩草·怀张君次溪》有"梨园史实赖君藏""旁征又及天桥事"之语。

1969 年，五十八岁。

1970 年，五十九岁。

天津中医学院并入河北新医大学，成为河北新医大学中医系，郭霭春任中医基础理论教研组副组长。

裴学海去世。裴学海（1899～1970），语言文字学家，中华人民共和国成立后主河北大学（时在天津）古汉语讲席，与郭霭春相识于国学研究社。

1971 年，六十岁。

1972 年，六十一岁。

王吉民卒。王吉民（1889～1972）又名嘉祥，号芸心，祖籍广东东莞人。近代著名医史学家，中华医史学会及《中华医史杂志》主要创始人之一，并创建首家医学史专业博物馆。

王吉民见《中国医史年表》初稿，曾建议郭霭春增补民国以后医事。

1973 年，六十二岁。

1974 年，六十三岁。

1975 年，六十四岁。

1976 年，六十五岁。

5月，《中国医史年表》定稿，"上起传说中远古年代，下迄一九一一年辛亥革命。"至于民国以后部分，由于"工作所围，迄未顾及"。该书正文之后注明资料来源，便于研究者查阅。

年底，《中国医史年表》由黑龙江人民出版社出版。

1977 年，六十六岁。

吴则虞卒。吴则虞（1913～1977），安徽泾县人，从章太炎学习训诂之学，于此著述颇丰。又潜心昆曲腔谱，能以牙按节。《残吟剩草·吴君则虞》有"纵谈子史气难平，更擅弹词别有情"之语。

贺骥侪卒。贺骥侪（1885～1977），浙江山阳人，生于中医世家，中华人民共和国成立后任教于天津中医学院，著有《内经新述》等书。《残吟剩草·贺君骥侪》有"只望暮年长共语，商量素注定从违"之语。

1978 年，六十七岁。

6月，天津中医学院恢复重建。郭霭春兼任医学史、医古文、各家学说三教研室主任。

1979 年，六十八岁。

3 月，《黄帝内经素问校注语译》定稿于天津中医学院。本书郭氏历近二十年的时间，虽经十年动乱亦未中辍，"风雨鸡鸣守一编，心肝欲碎砚将穿"。学术界普遍认为，该书是当时整理研究《素问》成就最大、学术水平最高的著作。

天津中医学院开始研究生教育，第一年集体上基础课，郭霭春是导师之一。

1980 年，六十九岁。

6 月，高文柱到南门外沈家台老宅登门拜谒，得入门墙。

1981 年，七十岁。

2 月，《黄帝内经灵枢校注语译》完成。此时"文革"结束不久，中医文献界学术著作一片荒芜，郭霭春将多年研究成果公诸于世，一时洛阳纸贵。

4 月，再次被天津市政府评为"天津劳模"。

5 月，郭霭春赴黄山参加"全国医古文研究会"成立仪式，任应秋当选会长。

在教学过程中，讲述医籍校勘知识，感到像勘校《素问》这类资料，非常贫乏。以往校勘所举例证，都是局限于经史诸子的范围，而涉及到先秦医籍的，却是少之又少。于是按照宋校正医书局诸臣和近人陈垣校例，对勘善本，旁证医籍，由子郭洪耀整理而成《〈素问〉衍误脱倒举例》一文，作为《素问》和医古文的教学参考。

自题"开卷则思"小幅墨迹压在堆满书籍的写字台玻璃板下。

郑天挺去世。郑天挺（1899～1981），福建长乐人，著名史学家，中华人民共和国成立后调任南开大学。郭霭春早年留意中国茶业，视为国计民生之大端，曾属草《中国茶叶史》。拟草中，偶与郑值，因论"茶"兼及"盐铁"。《残吟剩草·怀郑君天挺》有"八里台边几往还，曾将茶史问君前"之语。

1982 年，七十一岁。

6 月，《天津中医学院学报》创刊，郭霭春担任主编。

夏，罗根海分配至天津中医学院医古文教研室任教。不久，参与《中国分省医籍考》的编写工作之中，从此私淑郭先生。

指导弟子高文柱开展《小品方辑校》工作。

谢国桢去世。谢国桢（1901～1982），号刚主，河南安阳人，梁启超弟子，著名历史学家、目录学家。中华人民共和国成立后曾任教南开大学，毕生从事明清史和版本目录学研究。《残吟剩草·怀谢君国桢》诗有"见许未曾轻一诺，深知永感意拳拳"之句。

子曰："君子谋道不谋食，君子忧道不忧贫"。郭霭春一直衣着朴素，总是穿对襟上衣或中式夹袄，旧式缅裆裤，纳帮圆口布鞋，戴一副圆形黑框眼镜。一次去成都参加会议，亦因衣着朴素，乘坐软卧时受阻，同行的笑言，这是极有学问之人，其他人皆可阻，唯此人不可阻。

1983 年，七十二岁。

3 月，郭霭春忆及故人，力促在《天津中医学院学报》刊发王猩酋遗作医话一篇。王猩酋亦精通医术，服膺张仲景《伤寒论》，决疑定治，颇以济人，又慕傅青主之为人，惜医无专著。

7 月，《中国分省医籍考》历时三十五年，终于脱稿。本书是郭霭春又一部得意之作：一是做了一件前无古人的之事，了却了一个心愿；二是从没有过这样大规模地利用中国地方志资料。最初由崇化学会时弟子李紫溪协助，后因李紫溪外出有困难，遂由高文柱、罗根海等参与其事。

7 月，天津中医学院召开大会，为本市首次培养出的高文柱等五名中医硕士颁发学位证书，郭霭春是当时仅有的四位导师之一。

10 月，由张有俊、佟秋芬协助编纂完成《现存针灸医籍》，本书乃《中国针灸荟萃》丛书的分册之一，是介绍和评论现存针灸医籍的一本专著。

12 月，成《八十一难经集解》，"霭春年逾七旬，精力已衰。本编搜集整理，多命次子洪图佐以竞事。再本编索引，是由王玉兴协助编写。"（《八十一难经集解·序例》）

12 月底，指导李志庸完成发表"略述《黄帝内经》在气功学发展史上的贡献"一文。

在繁重的教学、科研之暇，郭霭春亦不忽视临床医学的研究，他医德高尚，医术精湛，临诊认知一丝不苟。与刘公望一起撰写《张锡纯用药配伍方法举例》《急重病证治验四则》等文，刊发在中医药期刊上。

享受国务院政府特殊津贴。

1984 年，七十三岁。

6月，一直牢记已故医史学家王吉民建议，完成《中国医史年表》修订并"补充一九一二年至一九六六年上半年有关医事条目五百八十一条"，年底刊印。

9月，《中国分省医籍考》由天津科技出版社出版。本书从民国以前的地方志中搜集有关医籍的原始资料，按照省级行政划区，在省内又分医经、伤寒、诊法、本草、养生等十几个门类。每一门类书目的编排，依历史朝代及作者出生年代为序，在每种书目下表明卷数、著作朝代、作者姓名，并分别附录有作者小传。上始先秦，下至清末，全书共著录医籍八千余种，约二百四十万字。除以大史料观独辟蹊径取材于地方志、分省编辑外，在编写体例上打破了以往序跋、提要、辑录的旧例，以"因书知人，因人知学"为原则。

早在20世纪80年代初，就萌发了编写《内经词典》的念头，无奈当时手头工作繁重，未能如愿。冬，门人高文柱旧事重提，遂组织人力进行编写，前后历时四年有余。

指导弟子周立群完成《秦越人、扁鹊与〈难经〉》一文。

任应秋卒。任应秋（1914～1984），字鸿宾，四川江津人，少时曾问学于经学大师廖季平，后学中医。20世纪40年代任《华西医药杂志》主编，同时从事中医文献的整理研究工作，中华人民共和国成立后任教于北京中医药大学。《残吟剩草·怀任君应秋》有"茫茫谁是真知己，爱我如君有几人"之叹。

1985 年，七十四岁。

4月，高文柱整理先生在中医研究院研究生班讲稿而成《素问校勘举例》一文。此前，指导高文柱总结《素问》校勘工作的经验，作校读随笔和札记，成果颇多。

10月，《中国分省医籍考》出版以后，受到医学界的高度重视，国内外许多报刊给予了报道。经文化部批准，此书被列为重点书目参加了香港国际书展。

12月，此前罹患眼疾，至此浸寻。经过重新整理，《续资治通鉴目录》由山西人民出版社出版，这部尘封了半个世纪的著作终于与世人见面。

宋大仁去世。宋大仁（1907～1985），名泽，字大仁，广东香山人，著名医史学家、书画家、文博专家，撰有《国父与医学》等书。见《中国分省医籍考》成，宋氏"奖饰逾恒"，赠诗以贺之，郭霭春《奉和宋大仁赠诗》有"掇拾成书剧可怜，敢云此帙已空前"之语。

此时已开始留意《伤寒论》一书，与弟子高文柱作《伤寒论六经刍议》一文。

1986年，七十五岁。

春日课《素问》，偶有所见，随即札记，成读《素问》随笔。此后一两年间，陆续撰成随笔多篇。

中华书局出版《文史》，其中收录《补北周书艺文志》一文。

1987年，七十六岁。

5月，第二届中日《内经》学术交流会在津召开，郭霭春、王士福代表中方学术交流团作了重点发言，受到日方《内经》研究专家岛田隆司的推重。

9月10日，应李世喻、李梦月等之约，满怀热忱，在文庙的明伦堂商议恢复崇化学会，尚拟主讲目录学，惜未果。

年底，指导弟子吴少祯撰《〈圣济总录·儿科门〉学术初探》一文。

钟凤年去世。钟凤年（1899～1987），安徽桐城人，毕生致力于郦道元《水经注》研究，中华人民共和国成立后任职于中国科学院考古研究所。受到郭霭春的老师卢慎之推重，《残吟剩草·怀钟君凤年》有"可敬恂恂一老儒"之语。

刘衡如去世。刘衡如（1900～1987），又名定权，四川邛崃人，幼入私塾，奠定深厚国学功底，又精于佛学，并因母病自学岐黄。1958 年受聘于中央文史馆，致力于医书校勘工作，因校注《本草纲目》而蜚声医药界。郭霭春视为知己，其《残吟剩草·刘君衡如》有"校书求是有同心""凄凉从此失人琴"之句。

1988 年，七十七岁。

仲夏，读《清史稿》，偶见其中的《艺文志》疏略较多，近人虽曾有补编之作，但仍不免遗漏，"爰于本书纪、传中，钩稽《艺文志》所未著录之书，予以补录"。

指导弟子孙中堂对《中藏经》开展研究。

1989 年，七十八岁。

4 月，《黄帝内经灵枢校注语译》出版，王玉兴协助编纂索引。

5 月《黄帝内经词典》脱稿，"余年近八旬，精力已衰，本书的组织编写、审改书稿，多由医古文教研室教授李思源同志协助，门人高文柱、李志庸并协助作了部分通稿和组织工作。"（《黄帝内经词典·前言》）

仲冬，年齿已衰的郭霭春历时一年半，完成《清史稿艺文志拾遗》，所著录者，"计经三百二十九部，史一百八十三部，子二百九十八部，集二百六十八部，都一千零七十八部。似为研究清代艺文志者，不无参考之用"。惜当时未出版。

指导弟子高文柱撰成《素问校读随笔》。

获天津市高教局优秀教学成果二等奖。

1990 年，七十九岁。

指导弟子吴少祯撰成《论两晋南北朝时期我国的小儿医学》一文。

李聪甫卒。李聪甫（1905～1990），中医学家，湖北黄梅人。建国后历任湖南省中医进修学校校长等职。《残吟剩草·李君聪甫》有"曾记金陵几见之，长沙相会语多时"之语。

1991 年，八十岁。

仲夏，应山西科技出版社编辑范其云之邀，撰成《新医林改错》

（《内经·素问》分册）。"仲夏，读《素问》有年，而今年齿已衰，随手泚笔，炳烛余光，自课而已，汇成《新医林改错》一书。"

8月26日，将恩师卢慎之先生的手稿《三国志集解》捐献给南开大学图书馆。

1992年，八十一岁。

《中国分省医籍考》获"全国优秀医史文献工具书金奖"。

仲兄郭瑞丰去世。郭霭春追忆手足之情，《残吟剩草·悲仲兄》"记得童年与仲兄，下坡草地放风筝"。

整理自己的诗集《残吟剩草》。前将所做诗篇付之一炬，"嗣后世运少易，追忆旧什，或成新章，浅唱低吟，姑且遣兴，怀人感事，聊志前踪"，成《残吟剩草》一编。（《残吟剩草》自序）学者能诗，也是中国现代学术的一个传统。富有人文精神的学者情怀为一流人物所同具。诗是他们生命的一部分，是学之别体。

1993年，八十二岁。

3月，着手编撰《金匮要略校注语译》。"《金匮》之书乃晚出，佚文衍脱不能无。"章太炎先生说："《金匮》尚有缺文。据林亿序'翰林学士王洙在馆阁日，于蠹简中得仲景《金匮要略方》三卷。'称《要略》则不详，言蠹简则不备可知也。"郭霭春依太炎先生之见，搜罗佚脱数条，以广其说。然尚难概括佚脱全貌，本应继续以赴，旁搜博采，期再弋获。无如病后衰惫，有心无力，神疲智恭，逡巡缩手，此则耿耿于中不能自已者也。（《金匮要略校注语译·序》）

杨柳桥去世。杨柳桥（1908～1993），河北河间人，天津社科院研究员，精于声韵、训诂之学，在中国哲学史研究中做出突出贡献，其《老子译诂》曾受到毛泽东同志赞肯。《残吟剩草·怀杨君柳桥》有"胆似秦时月照人，当年一诺倍情真"之语。

吴考槃去世。吴考槃（1903～1993），又名保神，中医学家，江苏海门人。民国期间在上海创办保神医学校，自任校长。建国后任教南京中医学院，著有《伤寒论百家注》等。《残吟剩草·吴君考槃》有"寒入秣陵闻薤露，案前遗著忍重看"之语。

春，本拟赴日本讲学，撰讲稿《〈黄帝内经〉的形成》一文，因年迈未能成行。

年底，作《读金匮札记》一文。

1995 年，八十四岁。

10 月，郭霭春与李紫溪、郭洪耀、张海玲等校点之《东医宝鉴》由中国中医药出版社出版，本书乃朝鲜医家许浚所撰，是汉方医著中最负盛名者，对指导临床和文献研究都颇有参考价值。

12 月，《黄帝内经素问校注语译》印行迄今已十五年，受到多方关注；经反复检查，并参考读者意见，订补修正白璧微瑕之处，又新增校文八则后重印；并由当年崇化学会弟子李炳德协助，增编索引。

此年，因"《素问》整理研究"获得国家科委科技进步二等奖，这是迄今为止中医文献整理研究的最高国家级奖励。以整理医籍获此殊荣，绝无仅有。

《伤寒论校注语译》稿成，弟子张海玲助成其事。本书校文，是以成无己《注解伤寒论》为底本，另外根据其他 6 种善本对校，还旁征 19 种书目，采用历代 33 家注释书目而成。

1996 年，八十五岁。

《伤寒论校注语译》由天津科技出版社出版。

1997 年，八十六岁。

1998 年，八十七岁。

12 月，"戊寅初冬，《金匮》校注初稿粗成，正核定间，猝发心疾，念兹在兹，行诸梦寐，恍惚迷离，得四绝句，醒后录出"，"是草成于梦中，工拙弗顾，病后敲定，气衰神疲，已难为力。"（《金匮要略校注语译·序》）其中曰"借问如何学到此，勿求收获但耕耘"，正是郭霭春一生之写照。

范行准去世。范行准（1906～1998），浙江汤溪人，医史学家，撰有《中国医学史略》等，曾将珍藏七千余册中医文献珍本捐献给中国中医科学院。《残吟剩草·怀范君行准》有"近闻卧病难行走，记否相扶上塔巅"之语。

1999 年，八十八岁。

11 月，《清史稿艺文志拾遗》由华夏出版社出版。

12 月，《金匮要略校注语译》由中国中医药出版社出版。郭霭春教授之所以在学术上独树一帜，是因为他是当代治儒通医的大家，他学有所宗，功力深厚，文理、医理兼备，于训诂、音韵、校勘、版本、目录等专门之谈，造诣颇深，且能师古创新，故有力作不断问世。

耿鉴庭去世。耿鉴庭（1915～1999），江苏扬州人，生于中医世家，中华人民共和国成立后任职于中国中医科学院图书馆、中医古籍出版社等处，致力于中医药古籍整理等工作，故《残吟剩草·怀耿君鉴庭》有"何让汉时李柱国"之语。

2000 年，八十九岁。

读书、喝茶、练意气功是郭霭春平生三件爱好，雷打不动。他知道全国各地名茶的特点，一尝便知茶之出处。即使出差，路上也要抱个热水瓶，方便泡茶。疲倦之时，郭霭春喜欢一边踱步，一边吟诵"借问酒家何处有，牧童遥指杏花村"，以此为休息方式；平生著述，习惯用沾水笔；资料搜集喜用卡片，累积无数。

2001 年，九十岁。

5 月 18 日，九十岁生日之时口占一诗，尤言"老来已觉读书少，时去方谙撰述迟"。耄耋之年，记忆力不减，自言心里毫无老之将至的惊觉，并不希图什么清福，尤以"何忍偷闲娱晚年"自况。

10 月间，私淑弟子罗根海前来探望，郭霭春寒暄之后，便谈起当前日本对《内经》研究的情况，还取出日本新出版研究《内经》的书；同时，对当年访华定交的日本学者岛田隆司因病早逝而惋惜，对其在《内经》研究方面的成就持肯定态度。

10 月，郭霭春将昔日同窗将黄德公的两部遗著《资治通鉴目录校文》和《读资治通鉴札记》手稿捐赠给天津图书馆保存。黄德功，字

〔附〕郭霭春年谱

283

立夫，天津人，郭霭春同窗学长，善书，与郭霭春甚相友善，《残吟剩草·黄立夫学长》有"人讥尔我比翼鸟，我称其名美且好"之句。书稿中有章式之先生很多的亲手批改，凝聚了崇化师生两代人的心血。

12月1日，去世。遗有未刊稿《两汉经学史》《清史稿本证》及诗集《残吟剩草》。